DE LA GASTRITE

ET

DU RÉGIME ALIMENTAIRE

Dans les Maladies aiguës et chroniques

DES ORGANES DE LA DIGESTION;

DE L'EMPLOI DU MUSC DANS LA PNEUMONIE

ET

DES CONSTITUTIONS MÉDICALES.

PAR AR. PADIOLEAU,

DOCTEUR-MÉDECIN, MEMBRE DE LA SOCIÉTÉ ROYALE ACADÉMIQUE
DE LA LOIRE-INFÉRIEURE, MEMBRE CORRESPONDANT DE
LA SOCIÉTÉ MÉDICALE D'INDRE-ET-LOIRE, ETC.

OUVRAGE COURONNÉ.

« Morborum naturam curationes ostendunt. »

« Summa Medicina non uti medicamentis. »

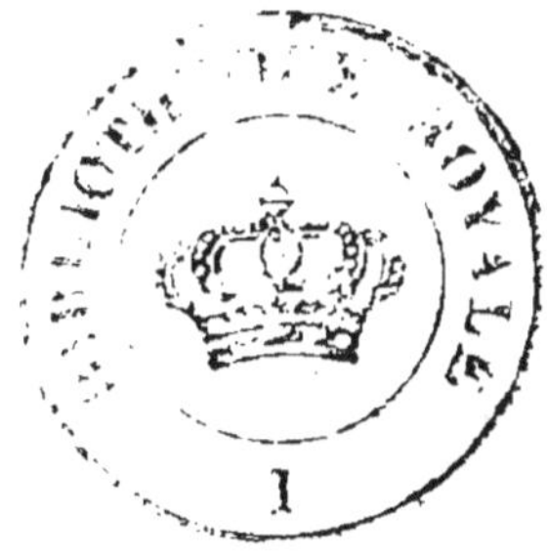

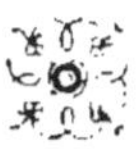

A CHATEAUBRIANT,

CHEZ CHEVALIER, IMPRIMEUR-LIBRAIRE.

—

1842.

Imprimerie de J.-R. Chevalier, à Châteaubriant.

MÉMOIRE

EN RÉPONSE A CETTE QUESTION

Proposée par la Société Médicale d'Indre-et-Loire :

« DÉTERMINER PAR DES OBSERVATIONS CLINIQUES ET DES RE-
» CHERCHES NÉCROSCOPIQUES CE QUE L'ON A DÉSIGNÉ
» JUSQU'ICI SOUS LE NOM DE *GASTRITE*, »

PAR AR. PADIOLEAU,

Docteur-Médecin à Nantes, Membre de la Société royale académique de
la Loire-Inférieure, Membre correspondant de la Société
Médicale d'Indre-et-Loire, etc.

Morborum naturam curationes ostendunt.

A CHATEAUBRIANT,

CHEZ CHEVALIER, IMPRIMEUR-LIBRAIRE.

—

1842.

A MONSIEUR RÉCAMIER,

Médecin de l'Hôtel-Dieu, Professeur de Clinique Interne, etc.

En exilant l'homme sur cette terre, Dieu voulut lui ménager, pendant son court trajet dans le monde, quelque consolation dans ses peines, quelqu'appui dans ses souffrances. Les délégués, à cette fin, par la divine Providence sont le prêtre d'abord, et, en second lieu, le médecin dont les fonctions véritablement sublimes exigent une abnégation complète de soi-même, un dévoûment sans borne aux intérêts de l'humanité souffrante ; car, suivant l'expression de Cicéron : *Homines ad Deos nullá re propriùs accedunt, quàm salutem hominibus dando.*

Le médecin, en effet, toujours en présence du tableau sans cesse renaissant des infirmités humaines et de ces terribles catastrophes qui nous avertissent de la fragilité de notre être et de la rapidité de notre vie, ne s'occupe ni de sa fortune, ni de lui-même; car son âme est noble, et elle n'est mue que par l'amour de ses frères et le bien qu'il peut faire. Aussi, bravant les épidémies les plus meurtrières, donne-t-il ses soins à l'indigent comme à l'opulence; ne cherchant, au prix même de ses jours, qu'à sécher quelques larmes, qu'à secourir quelques malheureux, et trouvant, dans le seul plaisir d'être utile, ses jouissances, ses satisfactions, sa récompense. Tous ses loisirs, il les consacre à l'étude, aux méditations, aux recherches laborieuses; toutes ses pensées, il les dirige vers le bien et le bonheur des hommes; heureux par la conscience d'avoir rempli sa destination réelle sur la terre, et par le souvenir consolateur des services qu'il a rendus.

Voilà, Monsieur, le véritable médecin tel que vous me l'avez représenté. Si chacun, en effet, admire en vous ce génie médical qui vous place au premier rang parmi les hommes dont les tra-

vaux, dans ce siècle éclairé, ont fait le plus
d'honneur à la médecine, ceux qui, comme moi,
ont eu l'avantage de vivre près de vous, ne se
rappellent jamais, sans une émotion profonde, l'é-
lévation de ce caractère, la noblesse de cette âme
si naturellement passionnée pour tout ce qu'il y
a de grand et de bon sur la terre, pour tout ce
qu'il y a de beau et de sublime dans la religion
chrétienne ; car il semble que vous ayez voulu
justifier ces belles paroles de Broësiche : *Tanta
est inter Deum, religionem et medicum connexio,
ut, sine Deo et religione, nullus exactus medicus
esse queat.*

A. PADIOLEAU.

AVANT-PROPOS.

—

« Bien que dépossédée de l'engouement momentané
» qu'elle a fait naître et dépouillée de son prestige, la
» *Gastrite*, pierre angulaire de l'édifice physiologique,
» est encore, pour beaucoup d'esprits prévenus, l'ennemi
» le plus redoutable et le mal le plus fréquent qui puissent
» atteindre l'humanité (*). »

Voulant donc contribuer à détruire ce qu'elle regardait
comme une erreur accréditée depuis trop longtemps, la
Société Médicale de Tours mit au concours, pour un
prix de 200 francs, à décerner au mois de mai 1840, la
question suivante :

« *Déterminer, par des observations cliniques et des*
» *recherches nécroscopiques, ce que l'on a désigné*
» *jusqu'ici sous le nom de* GASTRITE. »

« Dans les courts développements ajoutés au programme,
elle donna à entendre aux concurrents qu'elle n'était pas
satisfaite de la doctrine qui regarde la *Gastrite* comme
la plus commune de toutes les maladies, ou comme constamment due à une inflammation, variable seulement par
ses degrés d'intensité, et qu'elle attendait d'eux une discussion plus philosophique, moins restreinte de ce point
important de pathologie. »

Frappé depuis longtemps du danger d'une doctrine
aussi exclusive que celle de l'École Physiologique, qui

(*) M. Haime, rapport sur le Concours. -- Mai 1840.

1

présentait la science comme complète, alors qu'elle n'avait éclairé qu'une partie de son domaine, et qui avait cru trouver, dans le principe de l'excitabilité et de l'irritation, l'explication de tous les phénomènes organiques, je me mis sur les rangs dans le but de prouver, autant qu'il dépendait de moi, les erreurs d'un système trop absolu pour être entièrement vrai.

Mon mémoire fut distingué parmi les travaux des autres concurrents, et le rapport flatteur qui en fut fait m'a déterminé à le publier, cédant en cela au désir exprimé par les honorables membres de la Commission (*).

Qu'il me soit permis, afin de justifier ici la décision que j'ai prise, de citer quelques passages de ce rapport que je serais trop heureux de voir sanctionné par la majorité de mes confrères :

« Nous arrivons au mémoire inscrit sous le nᵒ 2, qui est incontestablement le premier par une plus juste appréciation de la question, par l'érudition et la méthode qui y règnent, par la clarté et la pureté du style, enfin par la sagesse des discussions et le choix des faits intéressants dont il abonde. »

« L'auteur de ce travail a pris pour épigraphe cet aphorisme d'Hippocrate :

« *Morborum naturam curationes ostendunt.* »

« Par l'adoption de cette épigraphe, ce médecin fait voir ensuite sous quel principal point de vue il a envisagé son

---

(*) La Commission se composait des docteurs Archambault , Charcelay Crozat , Godefroy et Haime , rapporteur.

sujet. Il semble effectivement assez rationnel, sinon rigou-
reusement logique, de faire dériver la nature d'une maladie des effets obtenus par les moyens thérapeutiques, et
cette méthode est très-propre à éclairer le diagnostic d'une
foule de cas obscurs ou peu tranchés.

« Ce qui distingue aussi tout d'abord le travail de ce
concurrent, c'est l'esprit éminemment philosophique dans
lequel il est conçu. Ainsi, loin de se perdre dans des considérations plus ou moins étrangères, il va droit au cœur
de la question, qu'il discute à fond et avec un talent vraiment remarquable. Il examine avec une grande force de
raisonnement les doctrines exclusives et les opinions pré-
conçues d'après lesquelles cette question a été envisagée ;
il les réduit à leur juste valeur, fait la part de chacune, et
se prononce pour la seule possible, à notre avis, la seule
qui soit basée sur la raison et l'expérience. »

Quelques pages plus loin, l'honorable rapporteur ajoute :
« Nous regrettons de ne pouvoir suivre l'auteur dans
tous les développements lumineux qu'il donne aux propositions qui précèdent; mais, forcé de restreindre ce rapport,
déjà beaucoup trop étendu, nous les passerons sous silence,
en émettant le vœu bien sincère que son travail soit
imprimé en entier, car nous le considérons comme un docu-
ment fort utile à la science, et destiné à un grand succès. »

Après de semblables éloges, peut-être s'attendra-t-on à
trouver dans ce mémoire plus de mérite qu'il n'en renferme réellement; mais je dois dire ici que je n'ai entrepris ce travail qu'après m'être bien pénétré de l'esprit philosophique dont sont empreints les ouvrages des Récamier,
des Andral, du professeur Rizueno, d'Amador, etc., et s'il
a réellement quelque valeur, c'est que j'aurai réussi à faire

aux affections gastriques une application judicieuse des idées si fécondes en résultats pratiques que l'on trouve chez ces différents auteurs.

ÉTUDES

SUR

LA GASTRITE.

I.

Ce serait sans doute un avantage immense et fécond en résultats pratiques, extrèmement important, d'avoir, pour chaque affection morbide, une définition exacte, rigoureuse et représentant toujours l'objet défini par des caractères aussi saillants qu'ineffaçables ; car, en se formant une idée nette, précise et positive d'un état pathologique quelconque, on pourrait le connaître entièrement et intrinsèquement, et arriver ainsi, en médecine, à poser la dernière pierre de l'édifice scientifique. « Nous trouverons la source de nos erreurs, dit Condillac, dans l'habitude où nous sommes de raisonner sur des choses dont nous n'avons point d'idées, ou dont nous n'avons que des idées mal déterminées. »

C'est ce qu'a parfaitement compris la Société

Médicale de Tours, en mettant au concours une question qui, depuis quelques années, a été considérée sous les aspects les plus opposés et les plus contradictoires, et qui, comme le dit la Société elle-même, a donné lieu à une foule d'interprétations diverses. Mais, pour parvenir à ce résultat, il faudrait que tout état morbide fût toujours représenté par un groupe bien déterminé de symptômes, ce qui est le plus ordinairement impossible ; car on pourrait établir en principe général, avec le professeur Andral, que ce n'est point de l'intensité des lésions que dépend la gravité des symptômes, mais bien de la disposition où les lésions rouvent les individus chez lesquels elles surviennent.

Aussi, l'observation nous prouve-t-elle tous les jours qu'en médecine, un fait n'est presque jamais semblable à un autre fait ; les circonstances de l'âge, du tempérament, de la constitution médicale ; la durée d'action des causes qui exaltent l'innervation, imprimant aux diverses affections morbides une physionomie toute particulière et parfois une marche essentiellement différente.

C'est ainsi que dans toutes les épidémies, même les plus régulières, nous remarquons à travers les symptômes constants et caractéristiques de l'épidémie, des prédominances de phénomènes particuliers en rapport avec les constitutions, les idiosyncrasies, les diathèses, les opportunités, les habitudes de chaque malade.

Voilà pourquoi en médecine, les corollaires généraux s'établissent plus difficilement que dans toute autre science, où, un petit nombre de principes étant donné, il n'y a plus qu'à en faire l'application à tous les cas particuliers.

APERÇU HISTORIQUE.

II.

Avant la doctrine physiologique, il faut l'avouer, les phlegmasies de l'estomac étaient obscures et le plus souvent méconnues.

Ce n'est pas que les médecins qui ont précédé Broussais aient ignoré l'importance du tube digestif; ils étaient trop bons observateurs pour ne pas apercevoir le rôle qu'il joue dans la plupart des maladies; car, les anciens raisonnaient beaucoup et observaient quelquefois sur le vivant avec une admirable sagacité; et si la Gastrite, qui devait être signalée surtout dans les pays où l'anatomie pathologique était cultivée, a acquis tant d'importance de nos jours, cette affection n'en est pas moins un mal très-anciennement connu, mais dont la marche n'avait pas été poursuivie, comme en ces derniers temps, dans les détails soumis à l'observation matérielle.

Ainsi, sans remonter jusqu'à Hippocrate dans lequel nous lisons, (*Prænotiones*), des passages qui indiquent que les inflammations de l'estomac ne lui étaient pas inconnues, nous pourrions trouver dans Arétée, dans Cælius-Aurelianus, dans Celse surtout, *De stomachi morbis*, les principaux phénomènes de la Gastrite, ses altérations et son traitement.

Hoffmann, dans son ouvrage *De febri stomachi inflammatoriâ*, et dans sa dissertation *De inflammatione ventriculi*, prouve qu'il avait très-bien observé cette affection ; car, si cet illustre médecin n'avait pas fait du spasme la base de sa doctrine, on ne se douterait pas qu'il écrivait il déjà y a plus d'un siècle.

Qu'on lise Frank, et surtout Cullen qui avait mis à profit les observations d'Hoffmann, et l'on verra que ce dernier distingue deux espèces d'inflammations gastriques: « Il paraît, dit-il, d'après l'ouverture des cadavres, que l'estomac est très-souvent enflammé, sans que les symptômes qui en caractérisent l'inflammation se soient manifestés. »

Phrase que l'on peut rapprocher de celle-ci : « J'ai très-fréquemment observé que, dans leur principe, les phlegmasies du tube digestif étaient si légères qu'elles échappaient à l'attention du malade et au diagnostic du médecin. (Broussais, *Phleg. chron.* t. 2, 9.

Bordeu ne nous dit-il pas : « Il y a peu de maladies où l'estomac ne joue au moins le second rôle, et ne devienne bientôt le principal acteur à cause de la correspondance qu'il a avec toutes les parties. »

Je citerai encore le docteur Caille, qui a consigné dans le 8ᵉ volume des *Mémoires de la Société Royale de Médecine*, pour l'année 1786, des observations très-bien faites sur les douleurs qui se manifestent à la région de l'estomac, et qu'il considère comme des inflammations.

Cependant, malgré ces remarques intéressantes et judicieuses, malgré les faits rapportés par Galien, Morgagni, de Haën et plusieurs autres ; malgré, même, les travaux précurseurs, mais presqu'inaperçus de Pujol et de Prost ; il faut véritablement arriver à Broussais pour avoir des histoires assez détaillées, qui ne permettent plus de méconnaître l'irritation phlogistique des différents tissus du canal digestif.

Jusqu'à lui, en effet, les traits de la Gastrite aiguë et chronique, hors les cas d'empoisonnement et de blessures, sont généralement mal déter-

minés : les affections purement inflammatoires
étant ordinairement confondues avec les maladies essentiellement nerveuses ; l'humoriste ne
voyant presque jamais que des saburres à délayer
ou à évacuer ; le Brownien, au contraire, pros-
crivant tous les évacuants, et n'apercevant jamais
que l'asthénie qu'il combattait avec les stimulants
de toute espèce.

« L'insomnie, la soif, le tremblement des
lèvres et de la mâchoire inférieure, la rougeur de la langue, la fièvre sont, dit Tissot,
De febr. bil., les symptômes de l'embarras
gastrique. »

Ces grands observateurs avaient en général
des idées fausses sur le mode d'altération le plus
fréquent des organes digestifs, et la thérapeutique se ressentait trop souvent de ces théories
erronées.

C'est ainsi que Stoll nous dit : *Med. prat.*, t. 1er,
p. 143, qu'il emploie d'abord les fondants, puis
les vomitifs, et ensuite les fondants et le sel
ammoniac auquel il associait le quinquina, dans
les cas, *où, une langue lisse, très-rouge, brûlante ou
raboteuse, à cause de l'élévation et du gonflement
de ses papilles, ou bien une langue sèche dans son
milieu et rude comme celle d'un bœuf, annonce une
fièvre gastrique putride.*

Si nous voulons juger de l'idée que Pinel lui-même, qui pourtant créa la fièvre méningo-gastrique dont il plaçait le siége dans l'estomac affecté d'une irritation fébrile, attachait à la nature de cette affection, il suffit de lire le passage suivant, où il dit : « On sent la nécessité de recourir à l'émétique dans les premiers temps de la fièvre muqueuse, à cause de l'*atonie de l'estomac*, des nausées et des vomissements.

Enfin le docteur Rayer remarque que, sur 28,299 malades admis dans les hôpitaux de Paris, en 1807, six seulement ont été désignés, dans les bulletins définitifs, comme atteints d'inflammation de l'estomac.

Mais, à ces études incomplètes des maladies de ce viscère, aux classifications de Sauvages qui présentent les symptômes d'une maladie, sans égard à la nature réelle de l'affection dont ces symptômes peuvent dépendre ; aux divisions établies par Lieutaud, qui suffiraient pour montrer combien étaient encore incomplètes les connaissances que l'on avait sur les maladies de l'estomac ; à quelques monographies excellentes, il est vrai, telles que celle de Tartra sur l'empoisonnement par l'acide nitrique, mais qui, offrant des gastrites à tous les degrés, ne présentaient néanmoins qu'un des genres de cette affection, Broussais opposa l'histoire des phlegmasies chroniques, et dès lors, la *Gastrite* fut en quelque sorte révélée au monde médical. Il prouva par des observations nombreuses et des nécropsies exactes, que plusieurs phénomènes morbides, regardés jusqu'alors comme idiopathiques de certaines lésions des fonctions, n'étaient que des phénomènes sympathiques d'une inflammation de l'estomac.

Et, à dater de cette époque, une impulsion toute nouvelle fut donnée à une foule de travaux qui, en agrandissant le domaine de la science et en éclairant la séméiotique des affections du tube digestif, semblaient devoir en rendre la thérapeutique plus fixe, plus rationelle et plus heureuse.

Telle est néanmoins l'influence pernicieuse de l'esprit de système, que bientôt les résultats les plus précieux de l'observation furent dénaturés; les vérités utiles que l'on avait découvertes furent exagérées ; une espèce d'enthousiasme pour les inflammations du tube digestif s'empara de tous les esprits, et, à force de voir et de chercher des inflammations de l'estomac, on ne voulut plus voir autre chose.

Toutes les anomalies de la sensibilité, de la motilité, de l'assimilation, etc., furent attribuées au trouble de la circulation capillaire et à la phlogose de la muqueuse stomacale: en un mot,

Broussais et l'École Physiologique voulurent expliquer par l'irritation sanguine , l'origine, la marche et la spécialité de toutes les lésions de l'estomac.

Mais des hommes judicieux et éclairés , persuadés d'ailleurs que la nature ne procède pas ainsi par une voie unique et exclusive, soumirent cette découverte à un examen plus sévère , et furent conduits à une appréciation différente, et de l'influence qu'il convient d'attribuer à l'estomac dans la production des symptômes généraux, et de la convenance qu'il y a à voir dans l'ensemble des désordres observés , les simples effets d'une inflammation de ce viscère.

Cherchons donc à nous expliquer pourquoi la *Gastrite*, naguère encore si universellement admise parmi nous, a déjà tant perdu de sa réalité et de sa fréquence , lorsque douze ans , à peine , nous séparent de son règne le plus brillant, à tel point que quelques médecins , justement célèbres, en sont même venus à nier l'existence des *Gastrites* aiguës spontanées.

III.

Si, parmi les praticiens, les uns ont trouvé la *Gastrite* extrêmement commune, tandis que d'autres , au contraire, l'ont regardée , hors les cas d'empoisonnement, comme une chose fort rare et presqu'imaginaire, c'est qu'ils n'ont point envisagé la question au même point de vue.

Eblouie par les découvertes de l'anatomie pathologique, l'École organique s'exagéra bientôt l'importance de cette branche de l'art médical, au point qu'elle voulut subordonner la nosologie à l'anatomie. Elle prit donc pour base les altérations organiques au lieu des modifications qui les déterminent, ne voyant dans les phénomènes morbides qu'une représentation de ces lésions. « Et, en effet, a dit le professeur Rostan, celles-ci sont le dernier point auquel l'observateur puisse s'arrêter; au-delà, il n'existe plus que conjectures et ténèbres. »

Or, cette considération exclusive du siége de la lésion et de son aspect anatomique fit perdre de vue à cette école, et la nature physiologique de la maladie, c'est-à-dire, l'état morbide général, la diathèse, et souvent même l'étude des sympathies, dans l'ardeur avec laquelle elle soutenait que tout désordre fonctionnel suppose nécessairement un désordre matériel.

Aussi cette proposition de Bichat : « Qu'est-ce qu'une maladie dont on ignore le siége? » eut-elle pendant longtemps un rétentissement presque universel.

L'École Physiologique , qui prouva, d'une manière péremptoire, combien étaient éloignés de la vérité ceux qui prétendent que tout ce qui n'est pas sanctionné par l'anatomie pathologique, n'est qu'incertitude et prestige, alla plus loin dans l'étude de la pathogénie des maladies.

En cherchant à remonter jusqu'à la cause, jusqu'aux modificateurs qui déterminent la lésion, à expliquer, en un mot, la nature de l'affection, elle fit faire un nouveau pas à la médecine, et c'est Broussais qui en eut l'honneur. Mais, entraîné par l'idée séduisante de faire reposer toute la médecine sur une cause unique, cet illustre professeur adopta l'irritation phlogistique comme constituant le fond, l'essence du plus grand nombre des affections morbides. Il ne vit, par conséquent, dans l'homme malade, qu'une cause unique et identique, variable seulement en intensité et donnant lieu à des phénomènes multiples, ne différant que par leur aspect.

Or , nous allons nous convaincre actuellement de l'insuffisance de ces diverses théories pour la solution de la question qui nous occupe, puisqu'elles laissent beaucoup plus de choses inexplicables qu'elles ne peuvent en expliquer réellement.

—

IV.

APPRÉCIATION DE LA GASTRITE

PAR L'ÉCOLE ANATOMIQUE.

—

L'anatomie pathologique, inconnue à la médecine ancienne, qui se bornait à étudier les lois dynamiques et les phénomènes extérieurs, donna naissance à l'École Organique, qui, comme nous l'avons dit, crut pouvoir expliquer le problème morbide, à l'aide seulement de l'altération cadavérique et des symptômes observés pendant la vie, sans tenir compte de la diathèse et de l'état morbide général.

Mais, pour justifier une pareille prétention, à savoir que toute maladie ne consiste qu'en une lésion organique quelconque, il eut fallu pouvoir expliquer, par les symptômes observés, le siége et la nature de cette lésion et réciproquement.

Or, si nous prouvons que tous les signes d'une inflammation de l'estomac peuvent se présenter au praticien, sans que néanmoins cet organe paraisse, à la nécropsie, altéré d'une manière sensible ; et, d'un autre côté, que les désordres qui se trouvent dans l'estomac, après la mort, sont loin d'être toujours fidèlement exprimés

par les symptômes, nous aurons démontré l'insuffisance d'un système qui voulut faire servir
les différentes altérations organiques d'unique
base à la classification des maladies de l'estomac.

Afin d'être à l'abri de tout reproche dans
l'interprétation des faits que je fournirai à l'appui
de ce que j'avance, je tâcherai de n'offrir à la
discussion que des observations authentiques,
empruntées à des praticiens célèbres et dignes
de foi, ou aux recueils de médecine les plus
estimés.

§. Ier

OBSERVATION PREMIÈRE.

Une jeune femme, à la suite de chagrins
vifs et profonds, fut prise tout-à-coup de vomissements continuels et spasmodiques. L'art épuisa
en vain toutes ses ressources pour calmer ce
symptôme ; elle succomba au bout d'un mois,
et l'inspection cadavérique, faite d'ailleurs avec
beaucoup de soin, montra tout l'appareil gastrique intestinal dans l'état le plus sain. Le
cerveau, le cœur et les poumons n'offrirent rien
qu'on pût accuser d'avoir été la cause de la
mort.   (*Journal général de Médecine.* — 1821.)

Pinel, dans sa *Nosographie Philosophique*, t. 3,
cite une observation semblable, et la science en

offre un grand nombre d'analogues. Ainsi l'ouvrage du docteur Barras, sur les Gastralgies,
en contient plusieurs de ce genre, et nous y
puiserons notre seconde observation.

OBSERVATION DEUXIÈME.

Madame Capdeville, âgée de 56 ans, demeu-
rant sur le quai des Orfèvres, était accablée de
chagrins, et se plaignait continuellement de
douleurs d'estomac. On la traitait pour une
gastro-entérite chronique, lorsqu'elle mourut
subitement au mois de juin 1822. Chargé, dans
ce temps, de constater les décès de mon
quartier, je demandai l'ouverture du cadavre.
Le médecin qui l'avait soignée assurait d'avance
que nous trouverions une phlegmasie et peut-
être des ulcérations de la muqueuse digestive.
Cependant cette membrane s'est présentée dans
l'état naturel ; car, on ne pouvait pas regarder
comme lésion pathologique une rougeur à peine
marquée et peu étendue, à la surface interne
de l'iléon. L'estomac, qui avait été le siége des
souffrances, n'offrait pas la moindre altération.
La malade avait probablement succombé à un
épanchement séreux que nous rencontrâmes
dans les ventricules cérébraux et à la base du
crâne, sans aucune trace d'inflammation, ni

même de congestion sanguine des parties intérieures de la tête.

Dans un mémoire sur l'empoisonnement par l'acide oxalique , publié par MM. Christison et Coindet, on lit l'observation d'une fille , morte environ une demi-heure après l'ingestion de 32 grammes de cet acide. Eh ! bien, on ne trouva dans le canal alimentaire aucune lésion apparente , bien qu'elle n'eût presque pas vomi.

OBSERVATION TROISIÈME.

Une femme, malade depuis peu de jours, mais ayant souvent éprouvé des douleurs dans la région de l'estomac, avait, avant que je la visse , toussé, et craché un peu de sang. Elle se plaignait, à ma première visite , d'une douleur aiguë dans la région épigastrique qui était très-sensible au toucher. La respiration était fréquente, douloureuse, suspirieuse ; la poitrine percutée résonnait assez bien dans toute son étendue ; la toux était rare, assez sèche, et augmentait les douleurs de l'épigastre. Le pouls, assez plein et vibrant, donnait environ 120 pulsations par minute ; la langue était blanche, la soif assez vive. La malade était dans un état d'agitation continuelle et d'insomnie, par suite de la douleur qu'elle éprouvait, mais elle jouissait néanmoins de l'intégrité de tous ses sens et de toutes ses facultés mentales. D'après cet ensemble de symptômes, je fus porté à croire que cette malade était affectée d'une inflammation de l'estomac, de la nature de celles qui ne sont pas accompagnées de vomissements. Je prescrivis des boissons adoucissantes et mucilagineuses, et je fis faire deux saignées. Elles ne diminuèrent en aucune façon les douleurs épigastriques. L'insomnie et l'agitation restèrent les mêmes. La faiblesse survint. Je fis usage des antispasmodiques, de l'opium et des vésicatoires sans plus de succès, la malade tomba dans la prostration et succomba à des douleurs qui ne cessèrent qu'avec la vie.

A l'autopsie, nous touvâmes les poumons et les bronches dans l'état sain et tous les organes du bas-ventre dans le meilleur état. L'estomac distendu par une petite quantité de boissons, les vaisseaux qui rampent à sa sarface étaient gorgés de sang; toute la membrane était très-blanche, elle était recouverte d'une mucosité filante, assez abondante et limpide. Tous les cryptes muqueux étaient très-apparents et présentaient comme autant de points enfoncés, garnis d'un bourrelet saillant. Le tissu de la membrane muqueuse était plus épais. et plus gorgé de liquides qu'on ne le voit ordinairement. (*Guersent. — Dict. des sciences médic.*)

J'ai choisi à dessein cette observation publiée par M. Guersent ; car , si beaucoup de médecins physiologistes ne voient dans cette affection qu'une gastrite suffisamment justifiée par les lésions cadavériques , ce célèbre praticien, qui n'est pourtant pas antiphysiologiste, est resté indécis sur sa nature ; tant il est vrai qu'en médecine il n'est pas toujours facile d'être d'accord sur l'interprétation des faits, même quand on a les pièces sous les yeux. Et ce sont ces différentes manières de voir la même chose qui arrêteront toujours les progrès de la science.

S'il était nécessaire de citer un grand nombre d'observations , où, dans un estomac regardé comme malade pendant la vie , l'anatomie pathologique n'a découvert néanmoins aucune lésion, nous en trouverions dans la *Clinique Médicale* du professeur Andral , tome 4ᵉ, p. 110 et suivantes , dans le *Journal des Sciences Médicales*, et dans une foule d'autres recueils.

Ne savons-nous pas tous, d'ailleurs, que, dans beaucoup de maladies aiguës, de graves accidents peuvent exister pendant la vie du côté de l'estomac, quoique après la mort cet organe se trouve dans les conditions de son état physiologique. Or, cela seul suffirait pour prouver à quelles erreurs peut conduire un système qui prétend que tout désordre fonctionnel suppose nécessairement l'existence d'une altération organique.

N'arrive-t-il pas, en effet, que, dans certaines affections cérébrales, dans certains cas d'hydrocéphale aiguë, les symptômes dominants paraissent avoir leur siége dans les organes digestifs , indépendamment de toute lésion susceptible d'être révélée par l'ouverture du cadavre ?

Je pourrais citer ici plusieurs observations qui me sont propres; mais je préfère les emprunter encore à des auteurs dont on ne peut suspecter ni le talent ni la véracité.

OBSERVATION QUATRIÈME.

Une petite fille de trois ans fut prise, sans cause connue, d'abondants vomissements; ceux-ci persistèrent pendant vingt-quatre heures, sans autres symptômes graves; puis, la petite malade tomba dans un état comateux, de plus en plus considérable, et succomba. Le pouls eut constamment une grande fréquence ; la langue, autant qu'on put l'apercevoir, parut peu s'éloigner de son état naturel.

A l'ouverture du cadavre, on trouva les ventricules du cerveau fortement distendus par une très-grande quantité de sérosité limpide ; il n'y avait pas d'autre altération dans l'encéphale et ses dépendances.

L'estomac nous parut exempt de *toute espèce de lésion*; sa surface interne était pâle dans toute son étendue ; la membrane muqueuse avait l'épaisseur et la consistance qui constituent son état physiologique. Les tissus subjacents étaient également sains, ainsi que les autres organes de l'abdomen et du thorax.

(*Andral. — Cliniq. médic.*, t. 4, p. 459.)

OBSERVATION CINQUIÈME.

Un médecin , arrivé au milieu de sa carrière , eut, pendant un an, des attaques de dyspepsie avec des douleurs de tête. En octobre 1815 , il eut une céphalalgie violente avec fièvre qui fut soulagée par la saignée. Cependant les digestions ne tardèrent pas à se suspendre complètement ; la céphalalgie persista; il survint une émaciation générale et de fréquents vomissements qui revenaient surtout le matin. Il eut différents malaises qu'il rapportait au foie, dans lequel les plus habiles médecins qu'il consulta placèrent l[...] de la maladie. Au mois d'août 1816 , il [...] violente céphalalgie , et son estomac ne p[...] supporter aucune substance ingérée ; la p[...] tite quantité introduite était vomie au bout de quelque temps. La douleur diminua, mais les malaises du matin et les vomissements continuèrent et s'accompagnèrent de constipation, d'éructations fréquentes et de hoquets. L'émaciation augmentait. Il eut à la fin de septembre, deux fois, une légère convulsion. La céphalalgie devint alors périodique. Il mourut subitement, dans les convulsions, le 9 octobre.

A l'autopsie cadavérique, les viscères abdominaux étaient sains. Tous les désordres pathologiques étaient dans l'encéphale. (*Abercombrie.*)

Au reste, le professeur Andral dit avoir vu à la Charité nombre d'individus qui, pendant un séjour plus ou moins prolongé à l'hôpital, avaient offert une grande variété de symptômes gastriques et de dérangements des fonctions digestives; et pourtant, à la nécropsie, l'estomac se présentait exempt de toute lésion appréciable; la membrane muqueuse étant généralement pâle et ayant partout la consistance et l'épaisseur de son état physiologique.

Ajoutons encore avec le même professeur, qu'il y a d'autres cas où, chez des individus dont l'estomac semble être, pendant la vie, plus ou moins troublé dans ses fonctions, on trouve bien, il est vrai, à la nécropsie, des lésions de cet organe, mais sans que rien toutefois puisse démontrer qu'elles sont réellement d'une nature inflammatoire.

§. II.

Nous avons dit, en second lieu, que les lésions cadavériques sont loin d'être toujours fidèlement exprimées par les phénomènes morbides. C'est ce que confirment des faits irrécusables, désormais acquis à la science, et parmi lesquels nous nous contenterons de citer les suivants.

OBSERVATION SIXIÈME.

Le 7 mars 1833, M. le professeur Cruveilhier présenta à la société anatomique un estomac où existait, au voisinage du pylore, une large ulcération paraissant en partie cicatrisée.

La malade n'avait offert, pendant sa vie, aucun symptôme qui put faire soupçonner cet état pathologique.

M. Casimir Broussais a également cité, (*Thèse du concours*), un cas de cancer du duodénum, chez une personne, qui, dit-il, n'avait jamais souffert du ventre ni de l'estomac.

Il ne faut pas oublier, dit le docteur Lisfranc (*Revue Médicale*, juin 1830), que beaucoup de maladies, même organiques, ne révèlent leur existence, pendant la vie, par aucun symptôme.

et c'est ainsi que j'ai trouvé des cancers de l'estomac très-avancés , qu'aucun symptôme n'avait pu faire soupçonner pendant l'existence.

D'ailleurs nous savons tous, et le professeur Andral en cite plusieurs exemples , dans sa *Clinique Médicale,* que, chez un certain nombre de phthisiques qui , pendant leur vie , n'avaient offert aucun symptôme morbide, du côté de l'estomac , ou seulement un simple dégoût pour les aliments , on a néanmoins trouvé des traces non équivoques d'une inflammation de la muqueuse , consistant en un ramolissement rouge , gris ou blanc de cette tunique.

OBSERVATION SEPTIÈME

Une femme déjà avancée en âge, mais offrant tous les attributs de la plus parfaite santé , mourut à l'hôpital des suites d'une fracture du col du fémur.

A l'ouverture du cadavre , dit le docteur Bégin, nous ne fûmes pas médiocrement surpris de rencontrer quatre végétations cancéreuses, s'élevant de la surface postérieure de l'estomac et assez voisines de la région pylorique, mais ne gênant aucunement l'orifice inférieur de l'estomac.

Dans le 48ᵉ vol. du *Journal des Sciences Médi-*

cales, on trouve également, page 333, l'observation d'un cancer de l'estomac, sans aucun symptôme pendant la vie.

Je pourrais encore rapporter ici l'observation détaillée d'une gastrite subaiguë, simulant une affection organique du cœur et que l'on trouve dans le tome 10ᵉ des *Annales de la Médecine Physiologique*, 1826.

Cette observation, publiée par le docteur Chapet, de St-Malo, est réellement curieuse en ce qu'elle prouve, d'une manière péremptoire, qu'il peut exister des inflammations extrêmement intenses de la muqueuse gastrique, sans qu'elles puissent être même soupçonnées pendant la vie. Car chez ce sujet, plusieurs médecins physiologistes, dont l'attention, surtout à cette époque, était constamment dirigée vers le tube digestif, constatèrent *unanimement l'absence totale des signes de l'irritation gastrique*, tandis qu'à leurs yeux, l'existence d'une affection organique du cœur n'était pas douteuse.

La malade ayant succombé, on trouva tous les organes contenus dans la poitrine parfaitement sains; tandis que la muqueuse de l'estomac présenta, dans une grande étendue, surtout vers sa grande courbure, *une rougeur très-intense et beaucoup plus de consistance et d'épaisseur que dans l'état naturel.*

Aussi Broussais faisait-il, à ce sujet, les refléxions suivantes :

« Ne qualifier les maladies que d'après des caractères anatomiques que l'on ne peut rencontrer que dans les cadavres, après une longue succession de congestions transmises qui peuvent avoir effacé les traces de l'irritation primitive, est une erreur dont nous avons fait sentir ailleurs toute la gravité. »

L'étude des phénomènes vitaux doit donc fournir pour l'étiologie, le diagnostic et le traitement des maladies, des données qu'on attendrait en vain de l'anatomie pathologique : car, suivant la remarque du professeur Andral, les lésions de l'innervation, tantôt sont suivies de lésions appréciables des tissus, et tantôt d'une simple lésion des actes des organes, c'est-à-dire, de leurs fonctions.

Voilà pourquoi il existe si souvent un désacord frappant entre les symptômes pendant la vie et l'état des organes après la mort, pour les médecins qui ont contracté l'habitude de ne voir dans les symptômes qu'une représentation des altérations organiques.

Ce qui justifie parfaitement ce que dit Broussais, que l'observation de la vie vient avant l'anatomie pathologique, se passe d'elle le plus souvent . *pour le bonheur de l'humanité*, et supplée, dans tous les cas, à ce qu'elle ne peut donner.

Si donc il est souvent impossible de remonter de l'état cadavérique à la maladie ; si, parfois, l'examen anatomique ne nous montre aucune altération sensible sur le cadavre, ou si les lésions matérielles que l'on constate à la nécropsie ne sont souvent qu'un élément secondaire de la maladie, comment baser une classification nosologique sur un élément organique qui est loin d'exister toujours?

« On ne doit pas, dit Broussais, tirer les caractères d'une maladie de son agonie; et pourtant les anatomo-pathologistes commencent l'histoire des maladies par des désordres qui sont la suite de la prolongation de ces maladies et qui ne font que marquer leur plus haut degré. »

S'il y avait d'ailleurs, dans toute affection, un rapport nécessaire entre les lésions organiques et les phénomènes morbides, serions-nous donc si embarassés pour reconnaitre, pendant la vie, dans les affections à lésions organiques à peu près semblables et à expressions symptômatiques si différentes, la modification matérielle qui est la cause des symptômes manifestés.?

Comment encore faire entrer dans une nosologie l'intermittence des symptômes avec la permanence des lésions?

Aussi, voyez à quelle incertitude, et, par suite, à quelles contradictions et à quel scepticisme doivent être conduits les médecins accoutumés à subordonner les symptômes aux altérations des organes?

On veut déduire la pathologie de l'anatomie pathologique, et on nous démontre que toute inflammation ne laisse pas nécessairement de traces sur le cadavre; puisque, nous dit-on, la mort fait quelquefois disparaître des lésions produites pendant la vie, ou développe, à la place de celles-ci, des altérations particulières qui simulent plus ou moins les effets de la maladie.

« Les altérations qu'on trouve dans l'estomac des individus morts pendant le cours des fièvres dites essentielles, n'ont rien de spécial, rien qui puisse en constituer le caractère anatomique (*Clin. Méd.*, t. 1er, *Malad. de l'Abdom.*)

Aussi, comme le remarque Broussais, M. Andral jeterait-il une grande défaveur sur l'anatomie pathologique, si elle était réellement tenue à fournir à la pathologie toutes les données dont cette science a besoin.

Il suffit d'ailleurs de jeter un coup-d'œil sur quelques-unes des altérations pathologiques que l'on donne comme caractères pathognomoniques de la *Gastrite*, pour prouver l'incertitude où nous laisse trop souvent encore une science destinée à nous faire connaître les désordres les plus accessibles à nos sens.

§. III.

A. — L'injection et la coloration rouge de la muqueuse caractérisent, dit-on, l'inflammation de la muqueuse gastrique.

Mais il est une foule de circonstances étrangères à l'inflammation qui peuvent produire une rougeur circonscrite ou diffuse.

Ainsi, Beaumont a vu la muqueuse de l'estomac devenir rouge et sèche par le simple effet d'une commotion morale.

« Toutes les fois, dit le professeur Andral, que, dans les derniers temps de la vie, la respiration a été considérablement gênée ; toutes les fois, en un mot, que le malade est mort asphixié, on trouve les diverses membranes muqueuses, spécialement la muqueuse digestive, parsemées de nombreuses taches d'un rouge brunâtre. Cette circonstance dépend évidemment de la stase du sang veineux. » (Voir, pour plus de détails, *Anat. path.*, t. 2, p. 7. — 1839.)

Les expériences de Trousseau et Rigot démontrent que la situation déclive des cadavres et les différentes causes qui peuvent déterminer la stase du sang dans l'intérieur, suffisent pour produire une coloration rouge et une injection des vaisseaux mêmes qui rampent dans le tissu cellulaire sous muqueux, et qui se distribuent à la membrane interne.

Billard a vu, sur un animal soumis à l'expérimentation, la membrane muqueuse de l'estomac et des intestins rougir extemporanément au contact de l'air, lorsque la circulation était encore en activité et l'animal vivant.

Si nous nous rappelons, en outre, que la température de l'air atmosphérique, que la transsudation du sang contenu dans les cavités voisines, que la bile même qui va colorer l'estomac, peuvent encore laisser des traces de rougeur non inflammatoire dans le tube digestif, surtout quand la nécropsie a eu lieu longtemps après la mort, nous en conclurons avec Billard (*Recherch. d'anat. path.*), que « la simple coloration en rouge, sans ulcération ni épaississement, est un caractère *fort douteux* d'une phlégmasie, et ne suffit pas pour constater l'existence de la gastro-entérite. »

Disons, par contre, qu'une hémorrhagie ou tout autre moyen capable de déterminer l'exsanguification, diminue et fait disparaître presque entièrement la rougeur de l'estomac.

B. — Nous aurions à faire les mêmes remarques critiques relativement au ramollissement de la

membrane muqueuse gastrique. Ainsi le ramollissement blanc, borné à la membrane interne,
est considéré par les uns comme inflammatoire,
par les autres comme purement cadavérique.

Le docteur Gendrin, qui, comme Spallanzani,
Hunter et le docteur Carswel, a fait un grand
nombre d'expériences sur le ramollissement,
pense, avec ces célèbres physiologistes, que cette
altération pathologique peut survenir, après la
mort, dans certaines conditions morbides des
sécrétions de la muqueuse gastrique.

C. — Il ne me semblerait pas déraisonnable,
dit Andral (*Cliniq. méd.*, t. 4, p. 391), d'admettre
que, dans un certain nombre de cas, l'amincissement de la membrane muqueuse gastrique
résulte d'une simple atrophie, qui ne précède
pas plus l'inflammation que celle-ci ne précède
l'atrophie des muscles chez les pthisiques.

D. — Quant aux altérations des nerfs de l'estomac, si tout porte à croire qu'elles sont, en effet,
fréquentes et réelles, il n'en est pas moins vrai
que, jusqu'ici, les observateurs ont été conduits
à des résultats négatifs dans la plupart des cas.

§. IV.

La même incertitude règne également sous le
rapport des phénomènes morbides.

A. — Ainsi le vomissement est un phénomène de peu de valeur. Car, sans nous arrêter aux expériences physiologiques qui tendraient à prouver que l'estomac est à peu près inactif dans l'acte même du vomissement, et que la nausée ne paraît pas en dépendre, puisqu'un animal auquel on a remplacé l'estomac par un estomac postiche, paraît éprouver la nausée lorsqu'il a reçu l'émétique dans les veines; nous savons que le vomissement peut être l'expression d'un trouble quelconque dans les fonctions du système nerveux, ou dans la composition du sang, sans avoir sa cause spéciale dans l'appareil digestif.

La cause peut en être aussi toute mécanique. C'est ainsi que les vomissements sont dus quelquefois à la compression exercée sur le pylore par les tumeurs qui l'entourent.

Broussais remarque (*Traité des Phlegmaisies chroniques*, t. 3, p. 97) que les vomissements peuvent être attribués, dans beaucoup de circonstances, à un vice de la membrane musculeuse, dont le tissu ne se prête alors qu'avec difficulté à la distension, et se montre toujours diposé aux convulsions.

Sur vingt sujets affectés de fièvre typhoïde, qui avaient eu des nausées et des vomissements, onze seulement offrirent à M. Andral des altérations plus ou moins appréciables de la muqueuse gastrique.

Dans le 4ᵉ vol. de sa *Cliniq. méd.*, p. 584. le même professeur cite un cas de péritonite où le vomissement cessa dès que la langue commença à révéler l'existence d'une gastrite. « Preuve bien grande, dit-il, que ce symptôme ne dépend point d'un état inflammatoire de la membrane muqueuse de l'estomac. »

B. — Combien de faits n'a-t-on pas produits, qui infirment les rapports qu'on a voulu établir entre l'état de la langue et celui de l'estomac? C'est ainsi que MM. Chomel, Louis (*Recherches sur la Phthisie pulm. et la fièvre typhoïde*), que le docteur Reignère, dans une thèse soutenue en 1824, prouvent par des observations nombreuses, que les divers états de la langue sont loin d'être aussi intimement liés que l'a prétendu l'école physiologique aux diverses conditions morbides de l'estomac.

Il résulte également des recherches de M. Andral : 1º Que l'estomac a été trouvé sain à l'autopsie, bien que la langue fût rouge ou autrement altérée pendant la vie ; 2º Que ce viscère a souvent offert des traces manifestes d'inflammation, quoique la langue eût conservé, pendant toute la maladie, son aspect naturel.

Le professeur Piorry a, lui aussi, publié un

mémoire où il établit que l'état de la langue n'indique pas fidèlement celui de l'estomac.

D'après plusieurs praticiens distingués, et, entre autres, M. Récamier, la sécheresse buccale, l'état fuligineux de la langue, des dents et des lèvres, paraîtraient se lier à un état encore indéterminé de la respiration dans ces phénomènes chimiques, à la nature comme au degré de la fièvre, et à des modifications survenues dans les fonctions sécrétoires de la muqueuse buccale.

B. — Nous en dirons autant du dégoût pour les aliments, et de la douleur locale.

Ce qui peut, en effet, ôter à ces deux phénomènes beaucoup de leur valeur comme signes pathognomoniques de la gastrite, c'est qu'ils peuvent manquer, malgré une inflammation bien réelle de la tunique interne de l'estomac. Ainsi, d'un côté, l'on trouve des cas, et MM. Louis et Andral en ont cité des exemples, où une répugnance invincible pour les aliments peut exister pendant un temps assez long, sans que néanmoins l'estomac présente, après la mort, la moindre altération; tandis que, d'autre part, des lésions bien évidentes et bien réelles de l'estomac n'avaient en rien diminué l'appétit pendant toute leur durée.

D'ailleurs, des expériences faites sur des chiens

et d'autres animaux, en ingérant dans leur estomac de l'eau bouillante, ou même une solution de potasse caustique, avec la précaution de ne pas blesser l'œsophage par le contact du liquide, ont prouvé que cet organe pouvait être profondément cautérisé, sans que ces animaux cessassent de montrer de la gaieté et de l'appétit, bien que l'estomac fût encore dans un état notable de désorganisation, comme on s'en est assuré en les sacrifiant avant leur complet rétablissement.

C. — Quant à la douleur locale, les observations de M. Andral sont d'accord avec celles de M. Louis qui a vu cette douleur manquer chez près de la moitié des individus atteints de gastrite ou de gastro-entérite dont on ouvrait les cadavres.

D'un autre côté, M. Louis parle de cinq sujets dont l'estomac ne lui offrit rien de remarquable, et qui avaient néanmoins accusé, pendant leur vie, de fréquentes douleurs à la région épigastrique.

De toute cette discussion, il me semble résulter qu'en négligeant l'étude des modificateurs et des phénomènes sympathiques, pour ne s'attacher qu'à soumettre les groupes de symptômes observés aux altérations cadavériques, on laisserait nécessairement beaucoup d'incertitude sur la question qui nous occupe, puisque, après avoir passé en revue les principaux symptômes de la gastrite, nous voyons qu'aucun d'eux n'est absolument indispensable à son existence.

§. V.

Mais en supposant même que l'école anatomique pût parvenir, dans tous les cas, à constater qu'il existe une lésion à l'estomac, pourrait-elle arriver, pendant la vie, au véritable diagnostic de la nature de la lésion? Pas davantage; car il n'existe pas de signes spéciaux précisant exactement la nature de chaque altération.

Et pourtant, nous nous écrierons avec Broussais : « Quand on nous montre des altérations de » texture à l'ouverture d'un cadavre, que nous » sert-il de savoir que cette altération est d'une » ligne ou deux, si on ne nous apprend pas de » quelle nature est cette lésion, dans quels rap- » ports elle se trouve avec l'action des modifica- » teurs de l'homme et les organes sains? »

Aussi, après avoir accordé une haute importance aux formes des altérations cadavériques, cette école se demande-t-elle, à chaque instant, quels symptômes peuvent correspondre à telles ou telles de ces formes, sans pouvoir bien souvent réussir à les trouver? et elle hésite entre quatre ou cinq altérations, telles qu'un ulcère, un ramollissement, un cancer, ou même une simple surexcitation nerveuse de la muqueuse stomacale ou des forces gastriques; car des altérations, si différentes par leur nature, peuvent néanmoins se présenter à l'observateur avec des phénomènes morbides semblables. C'est que, dès que l'estomac est lésé, quelle que soit l'altération qu'il éprouve, l'unité et l'harmonie des fonctions sont rompues, le trouble de l'une entraine bientôt le dérangement des autres. Or, ce dérangement fonctionnel peut bien, à la rigueur, faire connaitre dans certaines circonstances, le siége de la maladie, mais non pas toujours sa nature. C'est ainsi que chez le célèbre Béclard qui présenta, pendant plusieurs années, les syptômes d'une gastrite chronique, on trouva, à la nécropsie, une cicatrice qui marquait la guérison d'un ulcère de l'estomac.

C'est ainsi encore que le docteur Louis a observé à la Charité, avec le professeur Chomel, des cas dans lesquels tous les symptômes du ramollissement s'étaient montrés pendant les trois semaines qui avaient précédé la mort, et, à la nécroscopie, on ne trouva néanmoins qu'un amincissement de la muqueuse gastrique.

OBSERVATION HUITIÈME.

Ulcère de l'Estomac suivi de perforation.

(RULLIER. -- *Archiv. de Médec.*, tome 2.)

—

Un homme de trente-quatre ans, dont l'estomac présentait cette forme d'irritation gastrique connue sous le nom de *dyspepsie*, fut soumis à un régime adoucissant qui produisit les meilleurs effets. Le malade paraissait rétabli, lorsqu'un soir, en tirant ses bottes avec effort, il fut subitement saisi d'une douleur atroce à l'estomac, d'un tremblement général, d'anxiété, de suffocation ; l'abdomen était contracté, dur, affaissé, très-sensible à la pression. Les accidents diminuèrent un instant pour se réveiller avec plus d'intensité, et le malade succomba dix heures après leur invasion.

A la nécropsie : épanchement dans l'abdomen de plusieurs pintes de matières purulente d'une odeur infecte, pseudo-membranes molles, rougeur foncée du péritoine. L'estomac offrait sur sa face antérieure, vers sa petite courbure et à trois travers de doigt du pylore, un léger engorgement squirrheux très-peu étendu et exactement circonscrit. L'estomac était percé de part

en part dans le centre de cette petite induration.
L'ouverture arrondie taillée en biseau aux dépens
de la face interne du viscère, avait à peine trois
à quatre lignes de diamètres en dedans, une ligne
et demie à deux lignes au plus en dehors. Son
bord circulaire, dans ce dernier sens, était extrêmement mince, noirâtre, légèrement dentelée et
uniquement formé par la tunique péritonéale de
l'estomac. Une surface ulcéreuse, lisse et grisâtre,
formait d'ailleurs les parois de cet espèce de
cenal qui avait de la sorte établi une communi-
cation libre, très-étroite, comme lenticulaire,
entre la cavité de l'estomac et celle de l'abdomen.

Il paraît évident, dit le professeur Cruveilhier, que cette altération cadavérique doit être
rapportée à l'ulcère simple et nullement au
squirrhe.

L'expression d'*engorgement squirrheux* n'est
évidemment employée que comme synonime
d'augmentation de consistance et d'épaisseur,
ainsi que l'indique l'expression de petite induration qu'on lui substitue bientôt après.

Citons enfin une dernière observation puisée
dans la pratique de M. Récamier, et qui nous
paraît offrir un grand intérêt, en ce qu'elle prouve
évidemment que les lésions organiques les plus
graves peuvent être simulées par un simple désordre de l'innervation, au point d'en imposer,

même aux praticiens les plus habiles et les plus expérimentés.

OBSERVATION NEUVIÈME.

Madame R... était visitée par plusieurs médecins, et, entre autres, par M. Andral. Le corps de la malade était entièrement desséché, le visage était pâle ; la faiblesse était portée à un tel point, qu'à peine pouvait-elle soulever ses bras pour les porter à sa bouche ; la déglutition d'une cuillerée à café de bouillon, était suivie de douleurs atroces dans l'estomac. Des vomissements de matières noirâtres avaient fait diagnostiquer une affection cancéreuse de l'estomac, et ses médecins étaient convaincus qu'une mort prochaine devait mettre fin aux souffrances de la malade. M. Récamier, appelé alors en consultation, ne partagea pas l'avis de ses confrères, et se prononça pour une surstimulation nerveuse de l'estomac qui devait céder aux affusions fraîches. Ce moyen ayant été accepté, les pieds de la malades furent placés dans de l'eau très-chaude, et, au moyen d'une casserole , on lui répandit , sur la tête , de l'eau à 20 degrés de Réaumur, pendant 3 à 4 minutes.

A peine Mme R. fut-elle remise dans son lit, qu'on lui prescrivit une cuillerée à bouche de bouillon qu'elle ne vomit pas. La nuit fut assez calme. Le lendemain et jours suivants, les affusions furent continuées à deux par jour, une le matin et l'autre le soir. Bientôt la malade arriva à prendre plusieurs cuillerées de bouillon sans les vomir. Quelque temps après l'appétit se réveilla et devint même impérieux. On lui donna successivement du potage très-épais, un bouillon de bœuf, puis du poulet rôti avec du pain rassis, des cotelettes de mouton et surtout du bifteck. Au bout de quelques semaines, le visage était démaigri, les forces revenaient, et Mme R. ne tarda pas à recouvrer un bel embonpoint et tous les attributs de la santé.

Si je me suis permis de citer ici le nom de M. Andral, c'est que ce savant et modeste professeur parla lui-même de ce cas intéressant dans une de ses leçons, saisissant cette occasion de rendre au célèbre Récamier toute la justice qui lui est due.

§. VI.

Ainsi donc, la *Médecine Organique* qui se place en dehors des phénomènes vitaux, où tout, selon elle, n'est que conjecture et incertitude, pour se renfermer dans le cercle anatomique, où tout lui parait au contraire dogme positif et certitude, ne trouve, en quelque sorte, son application que sur le cadavre.

Mais, telle est l'influence de l'esprit philosophique en faveur sur les destinées de toutes les théories médicales, que le sensualisme, qui a eu de nos jours ses historiens, ses politiques, ses moralistes, devait nécessairement avoir aussi ses pathologistes.

Nous savons, en effet, comment les doctrines sensualistes arrivèrent peu à peu à l'empire universel; comment elles imprégnèrent toutes les idées, s'emparèrent de tous les esprits ; et comment cette philosophie, qui avait pour but de nous initier au mystère de la nature humaine, de nous montrer l'homme orné de toutes ses facultés, confondit, sous la dénomination commune de sensation, les grands principes du *moi*, tels que la sensibilité? l'intelligence et l'activité.

Or, dès qu'on crut pouvoir tirer toute la morale du traité des sensations, dès lors aussi, on crut que la science de l'homme était toute entière dans les livres d'anatomie pathologique, et l'on tomba en physiologie dans les mêmes erreurs où l'on tomberait en physique, si, dans l'étude des phénomènes de la coloration, on se bornait à étudier les corps et leurs couleurs, sans tenir compte de leurs propriétés ni de la lumière. On établit, on répéta de tous côtés qu'il n'y avait dans l'homme que des organes et des fonctions, tant était grande l'ardeur que l'on mettait à ne trouver dans l'organisme qu'un seul ordre de faits les faits physiques !

Cédant en quelque sorte à cette impulsion générale qui entraînait les meilleurs esprits vers la considération exclusive des phénomènes purement matériels, les physiologistes et les médecins s'habituèrent peu à peu à n'étudier que la matière, à n'attacher d'importance qu'aux découvertes faites avec les sens.

« Ce que nous apprennent nos sens doit nous
» suffire et nous suffit en effet, disait le profes-
» seur Rostan, (*Cours de Médecine clinique*, t. 2,
» p. 9) ; hors les sens, il n'y a plus que conjec-
» ture, et conséquemment qu'incertitude. Pour-
» quoi donc, si nous n'avons que ces moyens
» de nous instruire, vouloir sans cesse en em-
» ployer d'autres, qui ne sont propres qu'à nous
» égarer ? Pourquoi n'avons-nous pas la sagesse
» de savoir ignorer ce qu'il ne nous est pas donné
» d'apprendre ? »

Sans doute, le scepticisme peut bien méconnaître les forces vitales invisibles que l'organisme reçoit avec la vie et perd avec la mort, et que le scapel ne peut, par conséquent, découvrir dans les entrailles du cadavre ; mais il n'en existera pas moins un principe dynamique, inconnu dans sa nature; principe qui, comme le dit M. Récamier, vivifie l'organisme, maintient l'électricité chez la torpille au milieu des eaux de la mer, et donne à nos organes la puissance et l'aptitude nécessaires pour l'exercice de leurs fonctions physiologiques.

Aussi était-il impossible qu'une doctrine qui cherchait à prouver « qu'il n'y a qu'incertitude » dans les phénomènes vitaux, qu'il n'y a moyen » de connaître la nature des maladies et d'établir » un traitement rationnel, que par la connais- » sance des altérations organiques, » ne tombât pas dans de nombreuses contradictions.

Convenons donc que si l'on peut chercher, dans l'organisation, le mécanisme et le jeu des fonctions physiologiques, étudier, après la mort, les formes des altérations pathologiques, tout l'homme n'est pas néanmoins dans la partie organique et matérielle; que les lois de la vie et de la mort dépendent moins de l'organisation visible que de ces conditions secrètes qui ne se voient, ni ne se touchent; et, qu'en définitif, ce qu'il y a de plus essentiel dans le fait de la vie, c'est cette force qui agit dans l'homme pendant le sommeil comme pendant la veille, dans la santé comme dans la maladie; force insaisissable comme la volonté, comme l'étincelle électrique qui se trouve virtuellement dans la boule de métal, sans que l'œil du plus habile physicien puisse s'en apercevoir. Voyez plutôt si les mouvements de l'habitude, si les périodes invariables de l'âge, si les synergies, la puissance spontanée qui produisent l'unité, l'harmonie, ne sont pas autant de faits vitaux soustraits à l'observation organique!...

V.

APPRÉCIATION DE LA GASTRITE

PAR L'ÉCOLE PHYSIOLOGIQUE.

—

Avec son admirable talent d'observation, Broussais s'aperçut promptement que la pathologie ne pouvait se déduire de l'anatomie pathologique, utile, sans doute, comme complément de la science médicale, mais n'étant, en définitif, qu'un des éléments du véritable diagnostic; et qu'il existait des modificateurs susceptibles de produire la *lésion vitale antérieure* à toute altération organique.

Or, ces modificateurs, il les trouva dans l'inflammation qui tend plus ou moins promptement à la désorganisation.

Dans l'irritation d'un moindre degré, mais

qui peut prendre tous les caractères de l'inflammation, par un surcroit de stimulation :

Enfin, dans la subinflammation.

Et, dès lors, par l'irritation, on expliqua tous les désordres fonctionnels, quels qu'ils fussent ; car, *il n'y avait plus que l'irritation à étudier dans l'économie. (Annales de la Med. Physiolog. juin* 1826).

Selon cette doctrine, la fièvre n'était que la conséquence de l'irritation locale ; et, accordant à l'inflammation de l'estomac une importance exclusive, Broussais ne vit dans les souffrances des autres organes, que des effets plus ou moins éloignés des résultats sympathiques de cette inflammation, contrairement à l'École Anatomique, pour qui tout phénomène morbide était symptômatique d'une lésion locale, et, par conséquent, jamais sympathique.

Et alors, il alla jusqu'à donner pour signe de la gastrite, pendant la vie, « Certaines lésions de fonctions, pouvant être rapportées à un surcroit de sensibilité de la muqueuse gastrique. »

Or, d'après cette définition, quelle dût paraître fréquente l'inflammation de l'estomac ! puisqu'il suffisait de quelques anorexies, même *apyrétiques*, de quelques *nausées vagues*, pour caractériser une gastrite. (*Broussais.—Phleg. chron.*)

Aussi toutes ces anxiétés épigastriques qui

provoquent des nausées; toutes ces névroses de l'estomac, telles que les spasmes, les vapeurs, la douleur même, furent-elles, dès lors, regardées comme provenant d'une irritation de la muqueuse gastrique : en un mot, de la plupart des maladies on voulut faire des gastrites et des gastro-entérites.

« Chaque accès régulier de fièvre intermittente, dit Broussais (*Prop.*, p. 223.), est le signal d'une gastro-entérite. »

« L'ouvrage que M. Rochoux vient de publier, lit-on dans la *Biblioth. Méd.*, n'est destiné qu'à mettre au jour cette *importante vérité*, que la fièvre jaune appartient aux phlegmasies de l'appareil digestif, ce qui l'engage à se servir indistinctement des mots *Gastrite* ou *Fièvre jaune*, pour désigner la maladie qui fait le sujet de ses recherches. »

Les maladies ne furent plus, dès lors, distinguées par les effets propres à chacune d'elles, par la manière dont elles naissent, dont elles se développent, dont elles se propagent, en un mot, par leur *qualité*, mais bien par la *quantité plus ou moins forte* de l'irritation stomacale.

Le typhus, la fièvre jaune, la peste, le choléra ne furent que des gastrites ou des gastro-entérites de différents degrés. On ne vit dans les empoisonnements, qu'ils fussent dus au plomb, aux acides, aux narcotiques, etc..., que l'engorgement de la muqueuse gastrique se répétant sur le cerveau.

Mais une doctrine qui rapportait à l'inflammation de l'estomac des formes morbides si diverses et si singulières, pouvait-elle résister à la réflexion et à l'examen ?

Non, sans doute. Aussi succomba-t-elle ; mais après une lutte brillante, longue et opiniâtre ; mais après avoir modifié, jusqu'à un certain point, la théorie et la pratique de ses adversaires, même les plus redoutables. C'est qu'elle était défendue par l'un des médecins les plus remarquables de notre époque, et qu'elle avait en sa faveur des vérités incontestables.

Si nous considérons, effectivement, que l'inflammation se rencontre presque partout, soit comme cause, soit comme effet, soit comme complication accidentelle ; que, d'ailleurs, l'estomac semble être, par ses rapports sympathiques, tributaire de l'économie toute entière, et qu'il est peu de maladies, *qu'il n'en n'est peut-être pas*, dit Grimaud, (*Traité des Fièvres*, p. 11), *qui ne puisse dépendre d'une affection de l'estomac, ou du moins qui ne puisse affecter, d'une manière ou de l'autre, la sensibilité de ce viscère* ; si, de plus, nous nous reportons à cette époque, où, avec son génie incontestable, Broussais apprit à reconnaitre la Gastrite par les sympathies qu'elle détermine, tandis qu'auparavant on la reconnaissait à peine, alors même qu'elle manifestait son existence par des symptômes locaux ; si, en localisant une maladie dont le siége indéterminé jetait le praticien dans un vague on ne peut plus embarassant, ce grand homme s'acquit des droits incontestables à la reconnaissance du monde médical, serons-nous donc étonnés de la vogue et de la célébrité de la doctrine physiologique ?

Mais si l'inflammation est un élément commun à la plupart des maladies, et s'il arrive même assez souvent que les phénomènes morbides ne soient effectivement que les simples effets d'une phlogose de l'estomac, est-ce donc une raison pour qu'il en soit toujours ainsi? A l'estomac seul, en effet, n'appartient pas le privilége d'être toujours primitivement affecté, et la phlogose de ce viscère, au lieu d'être constamment *cause* et *cause unique*, est tantôt cause et tantôt effet.

Ainsi, les nausées, l'anorexie, la cardialgie, au lieu d'être toujours les symptômes d'une inflammation primitive de la muqueuse gastrique, ne sont souvent que les caractères d'un état général dépendant, soit de la nature de la maladie elle-même, soit de l'idiosyncrasie, de la constitution particulière du sujet ou de la constitution médicale.

Si du raisonnement nous passons actuellement aux faits, il nous sera facile de nous convaincre d'un côté, de la supériorité de vue admirable avec laquelle Broussais a signalé à l'attention des médecins les désordres que la phlogose de l'estomac peut porter dans le jeu des fonctions de l'économie et l'influence fâcheuse ou salutaire qu'elle peut recevoir des diverses espèces de traitement ; et, d'un autre côté, de l'impossibilité où se trouve la médecine de s'accomoder d'un cercle aussi étroit que l'étude exclusive de l'état inflammatoire dont les organes sont susceptibles, quand on en concède surtout le privilége *unique à l'estomac*.

OBSERVATION DIXIÈME.

Gastrite aiguë intense, guérie par les antiphlogistiques.

Jeanne L., âgée de 50 ans, d'un tempérament névroso-sanguin, éprouvait, depuis plusieurs mois, du dégoût, des nausées et même des vomissements, joints à des flatuosités et à une constipation habituelle. Après s'être exposée, tout en sueur, à un air froid, le 1er novembre 1823, elle ressentit de vives douleurs au creux de l'estomac. On essaya de les faire disparaître par l'emploi de l'éther sulfurique à l'intérieur et en frictions, du laudanum, de l'eau de menthe et d'une foule d'autres stimulants énergiques. Ces moyens, loin de diminuer la douleur épigastrique, ne firent que l'exaspérer et déterminer de fréquents vomissements. Le 3 novembre, un médecin qui visita la malade, ordonna 12 grains de sous-nitrate de Bismuth, à prendre en 2 fois dans le courant de la journée, et une infusion de colombo.

Le lendemain 4, on s'aperçut que, depuis l'administration de ces médicaments, la maladie avait fait des progrès alarmants. Ce fut alors qu'on vint me prier de voir cette femme. Je me rendis de suite auprès d'elle, et j'observai les symptômes suivants :

Sensibilité excessive à la région épigastrique, augmentant par la plus légère pression ; la malade était obligée de laisser cette partie découverte, le contact de sa chemise étant même insuportable ; vomissements de tous les ingesta ; cris aigus, arrachés par la violence des douleurs, constipation opiniâtre, vive rougeur de la langue, soif inextinguible, pouls petit et très fréquent, froid des extrémités, face décomposée, abattement extrême.

A ces signes, je ne pus méconnaître une gastrite des plus intenses ; et, en conséquence, je prescrivis l'application de trente sangsues à l'épigastre , des fomentations émollientes , deux lavements émollients, et la diète la plus sévère. Les sangsues coulèrent abondamment pendant 10 heures ; les lavements entraînèrent des matières très-dures.

Le 5, tous les symptômes perdirent de leur intensité (même prescription, excepté les sang-sues.)

Le 6, l'épigastre n'était plus douloureux , les vomissements avaient complétement disparu. Le 22 novembre, Jeanne L. put se lever et reprendre progressivement ses travaux ordinaires (*Annales de Méd., Phys., etc.*, p. 350. — 1826).

OBSERVATION ONZIÈME.

Gastrite aiguë, arachnoïdite. — Apoplexie.

Le nommé Cornibière, âgé de 31 à 33 ans, caporal de grenadiers au 84e régiment, homme blond, peau blanche, poitrine large, muscles asssez prononcés, passa neuf jours à l'hôpital d'Udine, en avril 1806.

Il se plaignait, en arrivant, de faiblesse , malaise, anorexie, douleur de tête permanente ; il avait la langue blanche et muqueuse, aucun mouvement fébrile.

Cet état durait depuis six jours. Je crus qu'on

pouvait le regarder comme saburral, et l'émétique fut administré. Je donnai ensuite une boisson amère et quelque peu de vin, croyant ces moyens indiqués par le sentiment de faiblesse que le malade accusait sans cesse, et par l'état pâteux de la bouche. Je ne voyais aucune élévation dans le pouls, et la gastrite n'était pas encore très-commune. Comme la céphalalgie lui ôtait le sommeil, j'y joignais un grain d'opium, le soir.

Le mal de tête ne cédant point, je songeai que l'encéphale pouvait être attaqué idiopathiquement et je fis placer un vésicatoire à la nuque. Point de changement pendant 5 jours.

Il survint une douleur d'oreille, à laquelle j'opposai les injections émollientes. Le 6ᵉ et jours suivants, Cernibière se plaignit beaucoup d'une nausée qui le fatiguait continuellement. Il me demanda l'émétique avec instance. Je commençais à soupçonner la gastrite ; je le lui refusai, et ie le mis aux adoucissants. Sa physionomie se décomposait, son teint jaunissait, et la faiblesse allait toujours croissant.

Le 8ᵉ jour de son entrée, 14ᵉ de la maladie, il eut un vomissement copieux et rendit beaucoup de sang ; aussitôt il perdit l'usage de ses sens. Je le retrouvai sans connaissance, insensible aux plus forts stimulants, les yeux entr'ouverts, couché sur le côté droit, les genoux fléchis, a face pâle et très-décomposée, la peau froide, le pouls petit et faible.... Il expira le lendemain, sans que les vésicatoires et les cordiaux, que je me crus obligé de lui administrer, parussent avoir été sentis.

AUTOPSIE.

Tête. — Arachnoïde couverte d'une exsudation grisâtre, purulente, sur toute l'étendue du cerveau et du cervelet ; ventricules latéraux dilatés par une sérosité purulente ; pie-mère injectée et contenant des caillots rouges en une foule d'endroits. Substance cérébrale dure et fort injectée, rendant une sérosité sanguinolente à la coupe....

Abdomen. — L'estomac resserré et ses parois en contact ; la muqueuse d'un rouge foncé, épaissie et désorganisée, couverte en plusieurs points isolés d'une exsudation blanche, ferme, et membrani-forme. (*Broussais.* — *Phleg. Chron.*)

J'ai réuni ces deux observations, afin de prouver que, quand la gastrite est franche, quand l'affection organique est tout, alors aussi tous les symptômes sont subordonnés à la phlegmasie, sont en harmonie avec elle et avec les conditions propres à l'individu. Il n'y a de différence entre ces gastrites, que des différences de degrés dans l'intensité.

Voyez en effet, dans la première de ces obser-

vations, où la gastrite était franchement inflammatoire, où aucune autre cause ne fomentait en
secret la maladie, où il paraissait certain qu'aucun
autre organe que l'estomac n'était en souffrance?
voyez-la céder comme par enchantement à
la méthode antiphlogistique, après avoir été
exaspérée par les stimulants qu'on avait employés?

C'est qu'ici, en effet, les troubles généraux
étaient sous l'influence d'une irritation de la
membrane muqueuse de l'estomac, c'était donc
l'épine qu'il fallait arracher ; et c'est dans les
cas de cette nature que cet aphorisme : *Sublatâ
causâ, tollitur effectus*, peut trouver une juste
application.

La seconde de ces observations nous présente
un état morbide bien différent. Ce n'est plus ici
une inflammation franche et nettement dessinée,
c'est une maladie insidieuse qui offre d'abord les
caractères de l'embarras gastrique saburral. Or, ce
sont surtout les cas de cette nature où la phlogose
de l'estomac n'est annoncée que par l'apparition
de symptômes secondaires, tels qu'une chaleur
àcre de la peau, un trouble dans la nutrition, la
chûte des forces ; ou bien encore par des phénomènes sympathiques, tels qu'un malaise général,
de l'agitation, de la céphalalgie ; symptômes qui
acquièrent plus tard une gravité extraordinaire

et qu'on se repent alors d'avoir négligés ; ce sont surtout, dis-je, ces cas obscurs et insidieux que Broussais a signalés à l'attention des médecins et qu'il a traités avec un talent admirable. Il s'élève, avec force, contre les praticiens qui exigent absolument la présence d'une douleur aiguë épigastrique, augmentant même par la pression, pour reconnaître une inflammation de l'estomac. On ne peut pas leur faire comprendre, dit-il, que la phlogose de ce viscère ne ressort le plus souvent que par le moyen des sympathies. Rien ne peut les empêcher, ajoute-t-il, de déprimer avec force l'abdomen, afin de faire ressortir de la douleur, et s'ils en développent une qui soit un peu obtuse, ils la qualifient de nerveuse : *O imitatores cervum pecus !*

Dans cette dernière observation, l'apoplexie, suivant Broussais, dépendait de la gastrite, et il établit que l'estomac est le stimulant le plus ordinaire de l'encéphale, et que presque toutes les arachnoïdites et les céphalites qui ne sont pas traumatiques, se développent par l'effet d'une gastrite ou d'une gastro-entérite dont la céphalalgie sympathique se convertit en phlegmasie.

Aussi est-il opposé à l'émétique qui irrite violemment l'estomac, attendu, dit-il, que cette irritation se répète avec énergie dans la partie malade ; la membrane muqueuse de l'estomac étant, de tous les tissus de l'économie, celui dont la stimulation est le plus facilement transmise à l'encéphale.

Sans doute, les conditions d'inflammation peuvent être, dans certains cas, communes à plusieurs organes ; le stimulus de l'agent qui produit alors la phlegmasie gastrique pouvant être absorbé et offert, par la circulation, à un autre organe dans lequel l'inflammation se développera sourdement ; mais il nous semble qu'il y a erreur à considérer toujours l'inflammation de l'estomac comme l'élément principal, et à la faire se propager ensuite *sympathiquement* au cerveau et à ses dépendances. Car on trouve, tous les jours, des cas qui sont tellement différents de ceux où un état phlogistique des muqueuses gouverne tous les accidents, qu'ils guérissent par les évacuants des premières voies, et sont aggravés par les saignées. — Ainsi, aux observations qui précèdent nous pouvons opposer les suivantes.

OBSERVATION DOUXIÈME.

Un domestique, âgé de 19 ans, d'une assez forte constitution, avait eu la fièvre tierce à la campagne, dans un pays où elles sont endémiques, en juillet et août 1827. Le 15 septembre (il était à Paris depuis 10 jours, et il était débarrassé de sa fièvre depuis 19), il fut pris de violente céphalalgie avec envies de vomir; il eut du délire la nuit suivante. Le 16 septembre, au soir, je le trouvai avec une violente céphalalgie; la face injectée ¿ accablement allant presque jusqu'à la stupeur; pouls mou donnant 106 pulsations ; langue jaune et saburrale, nausées, bouche très-amère, courbature générale.

Je pratiquai immédiatement une saignée de 10 onces, malgré la mollesse du pouls. Le sang était peu riche en fibrine, il était cependant couenneux. Dans la nuit , augmentation des accidents, violente céphalalgie, délire, agitation extrême. Le 17, le délire continuait, la fièvre était très-vive, la peau était fort chaude et sèche au toucher, la langue était recouverte d'une couche épaisse de saburres. Je fis administrer trois grains d'émétique dans une chopine d'eau tiède donnée par tasses. La connaissance se rélablit, et le délire cessa pendant l'effet du vomitif. Le soir, le malade conservait encore une céphalalgie intense, la fièvre était modérée; il était survenu cinq vomissements. Il n'y eut point de délire pendant la nuit. Il se manifesta de la moiteur, et le malade put dormir pendant trois heures.

Le 18, langue encore saburrale, ventre souple, céphalalgie diminuée, mais encore intense, pouls mou à 80 pulsations, courbature générale. Un éméto-cathartique composé de tartre stibié un grain, de sulfate de soude demi-once, fut administré. Il n'y eut qu'un vomissement peu abondant, mais il survint beaucoup de selles bilieuses ; la céphalalgie disparut immédiatement, la langue devint nette, il y eut du sommeil pendant presque toute la nuit suivante. Le lendemain le malade était en convalescence. (*Gendrin, Trad. d'Abercrombie.*)

OBSERVATION TREIZIÈME.

Le 18 juillet 1829, dit encore le docteur Gendrin, je fus appelé le soir en consultation par le docteur Brousse, auprès d'un homme de 54 ans, de faible constitution et donnant des craintes sur l'existence d'une phthisie.

Cet homme avait été pris, 8 jours auparavant, d'accidents abdominaux qui avaient été combattus, avec peu d'avantage, par deux applications de sangsues sur l'abdomen. Depuis trois jours, il était survenu une céphalalgie assez forte avec délire. Lorsque je vis le malade, la face était pâle, le pouls mou, donnant 88 pulsations, le délire était tranquille, mais continu, le ventre souple, la langue couverte d'une couche épaisse de saburres. 15 sangsues furent appliquées derrière les oreilles, et l'administration de deux onces d'huile de ricin fut recommandée pour le lendemain. Le 20, appelé de nouveau auprès du malade, je le trouvai dans le même état; le délire avait même augmenté, ainsi que les signes de l'état saburral; cependant le pouls était plus faible et ne donnait que 70 pulsations; il n'y avait eu qu'une selle après l'administration de l'huile de ricin. Nous fîmes administrer une once de sulfate de soude; aucune évacuation n'en ayant été le résultat, M. Brousse fit donner le soir une demi-once de cemême sel qui n'eut pas plus d'effet. Le 21, l'état du malade était toujours le même; le délire ne cessait pas, le pouls était très-mou, ne donnant que 75 à 80 pulsations. Je voulais prescrire l'émétique; la famille du malade me dit qu'elle l'avait vu jeté dans des états très-graves par l'usage de ce médicament. On dut alors recourir à l'ipécacuanha, dont on administra 30 grains. Il ne survint qu'un léger vomissement, beaucoup de nausées et cinq à six selles liquides. Le lendemain, le délire avait cessé, la langue était encore saburrale, le pouls à 75 pulsations. Il était mieux; on revint à une once et demie de sulfate de soude, il y eut cinq ou six évacuations.

Le 23 , la langue était nettoyée et le malade se sentait très-bien ; la convalescence ne dura que quelques jours.

OBSERVATION QUATORZIÈME.

Embarras gastrique simulant une Gastrite intense.

Un jeune Napolitain se plaint d'une violente céphalalgie ; l'œil est ardent, le teint jaunâtre, il y a des nausées fréquentes avec sensation d'amertume à la bouche ; la langue, d'un rouge vif à la pointe et sur les bords, n'offre à sa surface qu'une légère couche d'un blanc jaunâtre, l'épigastre est extrêmemement douloureux. 15 sangsues sont appliquées au creux de l'estomac ; le sang coule abondamment, le malade n'est point soulagé. Le lendemain le docteur Baumès administre un grain d'émétique en lavage ; des vomissements de bile porracée ont lieu à diverses reprises, et le soulagement qu'en éprouva le malade est tel que le jour suivant, à l'insu de son médecin, il répète le remède. Il y a, cette fois, des évacuations alvines bilieuses très-considérables ; la fièvre qui était encore très-forte et tous les autres symptômes morbides disparaissent successivement et avec rapidité. (*Revue spéciale des travaux de la Société de Médecine de Lyon.*)

Est-il nécessaire de rapporter ici un plus grand nombre d'observations qui prouveraient le bon effet des vomitifs et l'inutilité des antiphlogistiques dans des cas bien diversement interprétés par les différentes écoles? Mais, comme le remarque le professeur Andral, de quoi s'agit-il dans l'état actuel de la science? « De bien cons-
» tater l'exactitude de pareils faits, et, s'ils sont
» effectivement trouvés exacts, de déterminer,
» expérimentalement, les circonstan ces favo-
» rables à l'emploi d'une semblable médication.
» Ensuite permis à chacun d'en expliquer le
» succès suivant telle ou telle théorie. »

OBSERVATION QUINZIÈME.

M. X..., dit le docteur Blanche, à la suite de privations et de mauvaise nourriture, tombe malade. Son estomac ne fonctionne plus pendant 15 jours. M. X... est mis à la diète et aux boissons délayantes; enfin il est pris d'un délire qui fait des progrès effrayants, et on l'amène chez moi dans l'état suivant: pouls petit et peu fréquent, peau naturelle, langue saburrale, salive visqueuse, haleine puante, délire violent.

Je prescris 40 sangsues à la base du crâne et deux bains de deux heures chaque; le délire augmente d'une mannière effrayante.

Un vomitif qui produit des vomissements abondans le diminue ; un second émétique et quelques purgatifs le font disparaître tout-à-fait.

Qu'il soit illusoire, comme on l'a répété, d'admettre une matière saburrale dans l'estomac ; que ces prétendus signes de saburre , tirés de l'enduit blanchâtre ou grisâtre de la langue, ne soient dus qu'à des modifications des cryptes muqueux de l'estomac dont l'irritation est le principe ; qu'il y ait, en un mot, dans tous les cas, une véritable Gastrite ; toujours est-il qu'il faudrait nécessairement admettre des inflammations spéciales de la muqueuse gastrique qui se distingueraient par la spécificité du traitement. car à qui persuadra-t-on qu'une affection gastrique qui cède, comme par enchantement, à un vomitif, alors que l'état du malade ne s'est nullement amélioré, ou s'est même aggravé sous l'emploi des émissions sanguines , est de même nature que celle qui réclame un traitement antiphlogistique énergique ?

Il faut donc conclure de tout ceci, qu'il y a entre des affections identiques, en apparence, des différences capitales, des différences de nature intime, telles qu'elles se comportent chacune à leur manière vis-à-vis des agents thérapeutiques. Or, c'est cette vérité que nous désirons établir, car il en résultera évidemment, qu'en ne considérant la Gastrite que sous une forme unique et toujours la même, l'école physiologique a erré dans l'interprétation qu'elle a donnée de cette maladie.

VI.

En parcourant l'histoire de la médecine, nous voyons apparaître tour à tour à l'horizon scientifique, le vitalisme, le solidisme et l'humorisme. Car toutes les doctrines se proposant pour but la connaissance de la pathogénie, sont parties d'un point de vue différent, pour arriver à la solution du problème qu'elles s'étaient proposé.

L'hippocratisme, bien moins à même d'étudier les lésions des organes que les forces qui les animent, s'occupa principalement des modifications de la vitalité, guidé presqu'uniquement par les phénomènes fonctionnels. Car ne pouvant guère pénétrer au-delà des phénomènes extérieurs, l'école ancienne avait surtout étudié les lois dynamiques, et s'était plus particulièrement attachée à reconnaître la *nature* et l'*essence* de l'affection morbide ; aussi la plupart des maladies étaient-elles réputées essentielles.

Il était réservé à l'anatomie pathologique de combler les lacunes qui existaient nécessairement dans l'ancienne médecine, et d'agrandir le champ de la certitude. Aussi la pathologie en reçut-elle les plus utiles secours. Mais elle donna naissance à la médecine organique dont les prétentions devinrent bientôt d'une exagération outrée, d'une généralité inadmissible. Car, pour elle, toutes les maladies furent idiopathiques, trop portée qu'elle était à se préocuper des phénomènes locaux.

Enfin nous avons vu que l'école physiologique admettant, pour répondre à des effets divers, une cause unique et identique, eut le tort de vouloir expliquer la nature de presque toutes les maladies à l'aide d'un seul principe, l'irritation qu'elle plaça dans l'estomac. Et, pour elle, toutes les maladies devinrent sympathiques, dès qu'elle voulut rattacher à un seul organe tous les symptômes morbides.

Chacune de ces écoles se montra donc tour à tour incomplète ou insuffisante pour la solution du problème médical ; car elles ne tenaient compte que de deux de ses termes, tandisque toute affection se compose : 1° Des phénomènes extérieurs ou symptômes ; 2° des altérations organiques ; 3° des modifications vitales qui constituent, à proprement parler, l'affection, l'état ou la diathèse morbide.

Que resterait-il donc à faire pour la théorisation complète des faits pathologiques ? Ce que les bons esprits ont tenté de faire depuis longtemps, en cherchant à tirer un bon parti des données fournies par la méthode antique et les théories nouvelles, convaincus qu'ils sont qu'il n'y a guère plus de philosophie à personnifier la maladie dans des lésions de tissus dont nous ne voyons que la forme la plus grossière, qu'à la personnifier dans les symptômes, à l'exemple de leurs prédécesseurs.

Effectivement, en partant de ce fait incontestable qu'on peut vivre longtemps avec une altération pathologique très-grave, et que, d'un autre côté, on peut mourir sans la moindre lésion organique, on est obligé d'admettre une force qui n'appartient point essentiellement aux organes; force, par conséquent, comme le dit M. Rizueno, susceptible de s'altérer sans préjudice notable de l'organisation elle-même.

Donc, pour étudier une affection, d'une manière complète, nous devons tenir compte, non seulement de la lésion des solides appréciable à nos sens et de ces états particuliers des liquides qui, constituant une sorte de nutrition anormale, doivent être le plus souvent modifiés pour que l'affection soit entièrement déracinée de l'organisme; mais encore des phénomènes dynamiques de ces états généraux de l'organisme qui échappent à l'investigation des sens, de ces forces vitales qui, comme le dit Broussais, constituent la providence intérieure des organes.

Aussi voyez comme l'insuffisance des altérations des solides a conduit à l'étude de l'altération des liquides, d'où est sorti tout l'humorisme anatomique ; et comme Broussais était ramené, en quelque sorte malgré lui, à l'orthodoxie médicale : « Il est, dit-il, une providence intérieure dans l'organisme à laquelle le médecin qui veut guérir doit s'en rapporter pour les compositions, les dépurations des fluides et des solides. Cette providence n'est autre que les lois vitales dont le sécret nous échappe. » (*Annal. de med. phys. janr.* **1823**).

Ce qui n'est, pour ainsi dire, que la répétition de cette sentence de l'Hippocratisme : « Il faut considérer dans l'homme, non seulement le contenant, les solides, et aussi les contenus les liquides ; mais surtout les puissances actives ou ce qui donne le mouvement. »

Prouvons donc actuellement, par quelques observations, combien est féconde en résultats pratiques l'étude de ces états morbides généraux, de ces diathèses que la médecine antique avait surtout cherché à approfondir, et qui ont été trop négligées par les modernes, trop occupés qu'ils étaient des phénomènes mécaniques et organiques ?

OBSERVATION SEIZIÈME.

Un acteur d'un des théâtres de Paris, âgé de 40 ans environ, avait eu plusieurs fois des symptômes de maladie syphilitique : blennorrhagie, chancres, tuméfaction des ganglions inguinaux, gonflement de diverses parties du périoste, douleurs ostéocopes, pustules cutanées ; il n'avait jamais subi aucun traitement suivi.

Lorsqu'il consulta M. Marc, il était dans le plus déplorable état de dépérissement ; face très-pâle exprimant la souffrance, joues excavées, grande maigreur, épuisement des forces tel que c'est avec beaucoup de peine que le malade peut marcher dans sa chambre, et qu'il ne peut plus descendre l'escalier de la maison qu'il habite ; petite toux sèche, fréquente avec enrouement de la voix et légère douleur au larynx ; respiration courte, précipitée ; langue un peu rouge, anorexie, douleur épigastrique, vomissements très-fréquents ; selles naturelles, douleurs très-vives et profondes dans les membres, tuméfaction douloureuse vers le milieu de la face interne du tibia, paraissant dépendre d'un gonflement du périoste.

D'après l'ensemble des symptômes qui viennent d'être énumérés, cet individu semblait être atteint d'une double phlegmasie chronique de l'estomac et des bronches, et l'on pouvait très-fortement soupçonner, chez lui, l'existence de tubercules pulmonnaires ou en rédouter le développement.

Cependant nous auscultâmes sa poitrine avec M. Marc, et ce mode d'investigation, non plus que la percussion, ne nous découvrit aucune lésion organique de l'appareil respiratoire.

Depuis longtemps le malade avait été soumis à toutes les variétés du traitement antiphlogistique sans en retirer aucun avantage. Dans cet état de choses, M. Marc se demanda si ce n'était pas là une *phthisie vénérienne*; et, après en avoir délibéré avec nous, il commença l'usage des frictions mercurielles. Celles-ci furent continuées pendant un certain temps; de la tisane de salsepareille fut donnée à l'intérieur. Peu à peu les forces se rétablirent, la face prit un aspect plus naturel, les phénomènes morbides qui existaient du côté des poumons et de l'estomac disparurent; et, au bout de trois mois d'un traitement pendant lequel le mercure agit assez énergiquement pour provoquer la salivation, la santé de M... était rétablie.

OBSERVATION DIX-SEPTIÈME.

Mme la Comtesse de..., âgée de 29 ans, née d'un père mort d'une affection organique de l'estomac, mariée à l'âge de 17 ans, et ayant eu quatre enfants dans les 5 premières années de son mariage, contracta, il y a 3 ans, une blennorrhagie qui, après avoir été traitée dans son état aigu par des boissons adoucissantes, des bains et quelques injections calmantes, fut ensuite supprimée par l'usage de la potion astringente connue sous le nom de potion de Choppart.

Tout écoulement avait cessé; la malade ne présentait aucun symptôme général ou local qui pût déceler l'existence du virus syphilitique; elle assurait n'avoir jamais joui d'une aussi florissante santé; de temps en temps seulement, se montraient aux grandes lèvres quelques boutons, qui disparaissaient promptement par l'usage des bains et de quelques lotions d'eau de guimauve. Leur réapparition fréquente fixa mon attention; soigneusement examinés, ils me semblèrent offrir un aspect dartreux. La malade fut mise à l'usage de bouillons affraîchissants, et elle prit 20 bains de Barège. Depuis cette époque les boutons ne reparurent plus. Pendant 2 ans, je continuai à voir cette dame très-souvent et j'atteste que sa santé ne fut pas altérée un instant. Au bout de ces 2 ans, Madame.... fut en proie à de vives émotions morales, sa vie domestique fut traversée par des chagrins de toute espèce. Dès ce moment, Madame.... commença à perdre son embonpoint, son visage se décolora, son teint devint plombé, livide; bientôt se déclarèrent les plus graves symptômes du côté des voies digestives; l'appetit se perdit; les aliments introduits dans l'estomac causaient une sensation douloureuse dont la malade rapportait le siége au-dessous de l'appendice xyphoïde, ils étaient quelquefois réjetés peu d'heures après leur ingestion. La région épigastrique, palpée avec soin, ne présentait aucune tumeur; elle était sensible à la pression; des éructations fréquentes avaient lieu; la langue était habituellement blanchâtre; les selles étaient naturelles; le pouls présentait rarement de la fréquence; la peau était aride; les règles revenaient chaque mois comme de coutume, mais beaucoup moins abondamment.

Tout, chez cette malade, semblait annoncer l'existence d'une gastrite chronique. Aucun symptôme ne pouvait faire soupçonner que le foie fût atteint. Des sangsues furent fréquemment appliquées sur l'épigastre; plusieurs fois, elles parurent diminuer la sensibilité de l'estomac. Cette région fut couverte de fomentations émollientes; on essaya l'emplâtre émétisé, des vésicatoires volants sur l'épigastre; un cautère fut appliqué au bras; la glace apposée sur l'épigastre suspendit souvent les vomissements; à l'intérieur, toute espèce d'opiacé était promptement vomie ; la malade ne prenait que des boissons émollientes.

Malgré tous les efforts de l'art, la maladie faisait d'effrayants progrès. Quatre mois après l'apparition des premiers symptômes, des vomissements journaliers avaient lieu ; toute espèce d'aliment solide ou liquide était en grande partie rejetée, peu de temps après son introduction dans l'estomac ; le lait d'anesse était la seule boisson nutritive qui pût encore être digérée.

On désespérait de pouvoir suspendre plus longtemps la marche de cette déplorable affection, lorsqu'un jour la malade se plaignit d'une chaleur incommode à la gorge et d'une difficulté d'avaler. L'inspection des parties fit découvrir sur la paroi postérieure du pharynx une ulcération peu large et arrondie, dont l'aspect se rapprochait assez de celui des ulcères syphilitiques ; il n'existait aucun autre symptôme vénérien. On se demanda alors s'il n'était pas possible d'admettre que l'affection de l'estomac, qui allait entraîner la malade au tombeau, fût due à un vice syphilitique ? Quelque hasardeuse que fût cette idée, je m'y attachai, parce que c'était la seule chance de salut qui restât encore à la malade.

Je conseillai, en conséquence, l'usage des pilules mercurielles, dont chacune contenait un huitième de grain de dento-chlorure de mercure. Je fis commencer par une pilule qui fut prise le soir ; je les fis augmenter une par une, moitié le matin, moitié le soir, jusqu'au nombre de six seulement. Je faisais boire le matin quelques tasses d'eau d'orge coupée avec le lait, que la malade ne vomissait pas toujours ; ce traitement fut continué pendant 40 jours.

Dans les premiers temps, aucune amélioration sensible n'eut lieu ; mais du moins, est-il certain que le mercure introduit dans l'estomac n'aggrava point les anciens accidents gastriques, et que l'état de la malade n'empira pas. Vers le 28e jour, les vomissements devinrent moins fréquents, l'estomac parut digérer un peu mieux, les forces semblaient se rélever, la teinte de la face était moins plombée. Du 30e au 40e jour, l'amélioration ne put être révoquée en doute, elle était surtout marquée par la rareté des vomissements. Encouragé par ce succès, j'associai alors à ce traitement l'usage des frictions ; on frictionna d'abord tous les trois jours, puis tous les deux jours, les extrémités inférieures avec avec un gros seulement d'onguent mercuriel double. Après la douzième friction, l'état de la malade n'était plus reconnaissable. Les vomissemenls avaient cessé , les aliments pouvaient être introduits sans douleur dans l'estomac, la région épigastrique était souple , indolente ; la peau avait perdu son aridité ; le visage reprenait sa fraîcheur et bientôt la malade recouvra toute la plénitude de sa santé.

Voilà des observations dues au professeur Andral qui nous prouvent, d'une manière péremptoire, que si l'irritation est un phénomène propre à un grand nombre d'affections, elle n'en est pas néanmoins toujours la cause, le principe; et, que lorsqu'on s'obstine à ne voir dans toute altération de l'estomac, que le résultat d'une inflammation qui ne varie que par ses degrés on ne combat souvent que la réaction organique contre un principe anormal nuisible, on ne s'adresse qu'à des symptômes.

Dans le second cas que nous venons de rapporter, l'altération développée dans l'estomac, était-elle donc autre chose qu'un simple effet d'une affection générale, qui, au lieu de se manifester à la peau par un ulcère ou un bouton, s'était fixée, de préférence, dans l'estomac , et avait produit une altération spécifique, d'autant plus grave que l'organe qui en était le siége était immédiatement lié aux fonctions les plus indispensables à la vie? Sans doute il existait bien, si l'on veut, dans ce cas, une Gastrite produite par la présence d'un stimulus anormal ; le virus syphilitique étant venu se fixer sur la membrane muqueuse de l'estomac ; Mais qui ne voit que ce n'est pas là une Gastrite telle que l'École Physiologique a voulu la faire, puisque l'on trouve dans les résultats du traitement la preuve la plus convaincante que rien n'est plus différent que ces sortes de Gastrite qu'on avait voulu mettre sur la même ligne.

Et, en effet, dans ces états morbides de l'estomac, les antiphlogistiques qui ne combattaient que la réaction locale, avaient échoué ; et le mercure, qui ne s'adressait pas à l'estomac, mais à la syphilis elle-même, a guéri, en modifiant la diathèse ou l'état morbide général ; de même que dans la gastrite vermineuse, le calomélas et les vermifuges sont les moyens thérapeutiques les mieux appropriés à l'état de l'estomac, puisqu'ils détruisent la cause de l'inflammation en arrachant l'épine de la plaie, comme Broussais lui même nous en fournit un cas remarquable dans le t. 2ᵉ des *Phlegm. Chron.*, p. 483.

C'est donc cet état morbide général, cette diathèse qu'il s'agit, dans un grand nombre d'affections, de chercher, de trouver et de combattre ; puisqu'il n'y a guère que l'altération qui ait un siége, et non la maladie. C'est ainsi que dans la syphilis, l'altération peut bien siéger aux glandes, aux os, etc. ; mais le virus lui-même n'a pas de siége, puisque l'économie toute entière est infectée. Et quand la cause nerveuse, pour me servir de l'expression du professeur de Montpellier, d'invisible qu'elle était, se réalise, en se localisant dans un appareil, dans un organe, dans un tissu élémentaire, n'oublions pas que les congestions, que les inflammations qui en résultent, ne sont que des effets, et que, par les émissions sanguines on ne combat que des phénomènes secondaires, sans s'adresser, en aucune manière, à la cause qui les a produits. Mais Broussais lui-même ne reconnait-il pas (*Traité des Phlegm. Chron.*), que la gastrite peut-être longtemps précédée d'une susceptibilité nerveuse et déjà maladive du canal digestif? Or, cette disposition n'est réellement pas inflammatoire, et, avant de le devenir, elle peut donner lieu, comme le remarque le docteur Ferrus, à des accidents intenses et nombreux.

Ainsi ont raisonné les médecins qui ont soigné les malades dont nous venons de rapporter l'histoire ; ainsi raisonnaient les anciens qui avaient, sous ce point de vue, une incontestable supériorité sur nous, lorsqu'ils distinguaient des diathèses rhumatismales, scrofuleuses, syphilitiques, etc..., selon qu'ils soupçonnaient ou qu'ils apercevaient l'influence de quelques-uns de ces vices généraux dans le développement d'une affection soumise à leur appréciation.

Quand une maladie est bien décidée, remarque Galien , il faut s'occuper uniquement de la nature de cette maladie pour trouver les moyens curatifs.

F. Martian avait justement observé qu'une maladie, sans changer de nature , peut porter son impression sur un organe ou sur un autre , « *Ità ut ab und et eâdem causâ, quodlibet morbi genus originem habere possit.* »

Or, c'est précisément ce qui, dans la pratique de la médecine, soulève de grandes difficultés, puisque des apparences uniformes cachent et dérobent quelquefois des maladies essentiellement différentes, et que, réciproquement, des symptômes différents peuvent provenir d'un seul et même état maladif. Ce qui avait fait dire à Grimaud : Dans l'appréciation d'une maladie, il faut bien distinguer les phénomènes *maladifs* d'avec les phénomènes *organiques.*

Morton, dans sa *Phytologie;* Baglivi, dans *Pra. Medica.*; Tissot, *De Febre biliosâ;* Van den Bosch, Sydenham et surtout Selle, dans son excellent ouvrage, *Rudimenta Pyretologiæ*, nous fournissent à cet égard des données excessivement précieuses.

C'est également à ces considérations importantes que Baumes, Hélian, les docteurs Double, Récamier ont dû les succès éclatants qu'ils ont obtenus dans leur pratique.

Nous lisons dans Stoll, l'histoire d'un individu qu'il délivra, par un traitement mercuriel, de vives douleurs abdominales, accompagnées d'un trouble marqué dans les digestions, et d'un dépérissement général.

Pinel rapporte, dans sa *Médecine Clinique*, l'observation d'une femme de 54 ans, sujette à la goutte, qui, ayant marché, pieds nus, fut prise, le soir même, de frissons, d'anxiétés, de vomissements. Le 2ᵉ et le 3ᵉ jours, les symptômes gastrites étaient exaspérés ; la langue était brune, la respiration très-gênée. La malade se trouvait dans un affaissement inquiétant.

Des sinapismes aux deux pieds déterminèrent une douleur de goutte assez vive au pied droit ; et, après une légère rechûte, la malade recouvra la santé.

Nous trouvons également dans les ouvrages de Musgrave, Dehaën, Haller, Morgagni, etc., des exemples remarquables de troubles fonctionnels de l'estomac dus à une diathèse, soit rhumatismale, soit scrofuleuse, soit goutteuse, etc... Car les faits abondent dans la science.

J'ai donné dernièrement, moi-même, des

soins à M. de M..... Depuis longtemps il existait chez lui un défaut complet d'appétit. Vomissant presque tout ce qu'il ingérait dans son estomac, il était, par conséquent, réduit à un état de maigreur considérable.

Lorsque je le vis, il était en outre atteint, depuis quelque temps, d'une diarrhée qui l'épuisait beaucoup. La peau était froide, le pouls petit; et le malade, malgré les soins qu'on lui prodiguait, semblait devoir succomber promptement à une affection gastrique qui avait anéanti les forces, au point qu'il ne pouvait presque plus sortir de sa chambre, et quelquefois même de son lit.

Après avoir longtemps questionné le malade, je crus devoir attribuer son état à une affection goutteuse. En conséquence je prescrivis des bains de pied avec les acides nitrique et hydro-chlorique, à prendre matin et soir. Je fis faire, sur tout le corps, des frictions avec de la flanelle impregnée d'eau-de-vie. J'ordonnai, en outre, l'usage d'une infusion de glands-doux d'Espagne torrefiés qui arrêta le dé-voiement. Je le mis au pain de gruau, au bouillon de poulet; et, dès que ces aliments furent supportés, je prescrivis des légumes mucoso-sucrés; du poulet, du veau et enfin le bœuf et le mouton. Pour boisson, il prenait de la petite bierre coupée avec de l'eau de seltz.

Sous l'influence de ce régime, M. de M... éprouva une amélioration telle, que quelques mois après il pouvait se promener et aller à cheval jusqu'à deux lieues de chez lui.

Quelques douleurs se manifestèrent d'abord aux extrémités, et plus tard de véritables accès de goutte.

Il était bien depuis un an, mangeant diverses espèces d'aliments, sans éprouver la moindre incommodité. Il reprenait son embonpoint ; il faisait de l'exercice, soit à pied, soit à cheval, lorsqu'étant retombé de nouveau dans un état très-grave, il me fit rappeler près de lui. Malheureusement alors il n'offrait plus de chance de guérison et il succomba quelque temps après.

J'ai rapporté ce fait qui n'offre qu'un demi-succès, parce que sans doute le sujet était âgé ; mais je pourrais citer, si chaque praticien n'en avait à sa disposition, une foule d'observations qui prouveraient qu'en rétablissant une fluxion humorale habituelle supprimée, qu'en combattant une cause arthritique ou rhumatismale, on guérit, et on ne guérit que de cette manière, des affections gastriques graves produites par ces causes.

C'est ainsi que nous voyons, chaque année,

des exemples d'affections chroniques rhumatismales , catarrhales, etc..., chez d'anciens mili-
taires ou chez des individus exposés également
aux intempéries de l'air, guéries par les eaux du
Mont-d'Or, ou par des bains de vapeur qui rétablissent l'excrétion normale de la transpiration
dont la déviation avait été la cause des accidents
qui s'étaient manifestés.

Qu'on me permette encore de citer quelques
faits empruntés à Bourdier et à Marc, et qui me
paraissent dignes de toute l'attention des praticiens.

OBSERVATION DIX-HUITIÈME.

Un jeune homme, âgé de 20 ans, fils d'un
fermier des environs de Meaux, était malade
depuis deux ans. Il avait d'abord éprouvé des
coliques assez vives accompagnées de dévoiement.
Ces douleurs changèrent bientôt de siége et se
fixèrent sur l'estomac. Dès ce moment , sensibilité très-vive dans la région épigastrique qui
augmentait encore par la présence des alimens
dans l'estomac; vomissements, d'abord peu fréquents, qui devinrent bientôt si considérables
qu'ils firent tomber le malade dans le dernier
degré du marasme et de langueur. Aprés 2 ans de
douleurs, après avoir inutilement employé les

fondants et les anti-spasmodiques, ce malheureux jeune homme, accompagné de son père, vint à Paris pour consulter M. le professeur Bourdier. Sa situation était affreuse, la maigreur était extrême, les forces étaient épuisées, l'estomac ne pouvait supporter la plus légère quantité de bouillon. M. Bourdier interroge le malade ; il apprend : 1° qu'il a eu un furoncle considérable à la partie interne de la cuisse droite dont la marche a été très-lente ; 2° que les coliques et les vomissements avaient paru peu de temps après la cicatrisation du furoncle ; 3° que le malade avait été soulagé toutes les fois que des ulcères avaient paru entre les doigts de pied ; que les vomissements avaient au contraire augmenté quand ils s'étaient cicatrisés.

Fort de ces renseignements, M. Bourdier ordonne qu'un vésicatoire soit placé sur le lieu même où avait été le furoncle, que de la moutarde soit mise entre les orteils.

Douze heures après l'application de ces moyens, les vomissements avaient cessé ; le besoin de prendre des aliments se faisait sentir. On fit suppurer le vésicatoire. Deux mois s'étaient à peine écoulés, que le jeune homme avait entièrement recouvré l'embonpoint et la santé.

OBSERVATION DIX-NEUVIÈME.

Une femme contrefaite, hystérique, âgée de 40 ans, rapporte le docteur Marc, éprouvait, depuis plus d'un an et demi, des vomissements qui survenaient peu d'heures après l'ingestion des aliments. Les vomissements étaient douloureux, quelquefois bilieux, plus souvent acides, et les matières vomies contenaient presque toujours les aliments ingérés en dernier lieu. Maigreur extrême, accès fébriles irréguliers. Plusieurs médecins consultés déclarèrent qu'il y avait affection organique du pylore, et conseillèrent de borner le traitement à quelques adoucissants.

Diverses considérations, que le peu d'espace auquel je suis restreint m'empêche d'exposer, notamment la durée de la maladie devenue très-intense, sans apparition quelconque des accidents qui annoncent le dernier stade, me firent concevoir quelques doutes. Ce doute se fortifia par un examen étiologique plus rigoureux, et je me déterminai à combattre une affection arthritique avec irradiation hystérique portée vers l'estomac. L'usage interne du gayac, de l'aconit; les lavements d'assa-fœtida, les injections vaginales avec la jusquiame, les pédiluves muria-

tiques , etc..., firent cesser les vomissements ;
et la malade , quoique toujours hystérique ,
continue depuis plusieurs années d'exister ,
sans éprouver d'accidents du côté de l'estomac.

Le même médecin **rapporte** encore plusieurs
observations analogues , telles que la suivante :

OBSERVATION VINGTIÈME.

Une femme , habitant une boutique sombre et
humide , vomissait, depuis sept ans , les aliments
et ne supportait que le lait , qui , souvent encore,
ne passait pas. Les désordres constitutionnels
qui résultent nécessairement d'une semblable
affection , étaient parvenus à un haut degré.
Divers traitements avaient été administrés sans
succès. Je crus reconnaître une irritation rhumatismale portée vers l'estomac, et je prescrivis des
pédiluves et des lotions nitro-muriatiques, selon
la méthode de Scott. A l'intérieur, usage des
poudres composées de fleurs de soufre et de
magnésie calcinée, par-dessus lesquelles je fis
boire une tasse d'une boisson acidulée. En peu
de jours les vomissements cessèrent et la santé
se rétablit.

Tous ces faits intéressants ne témoignent-ils
pas évidemment d'une condition morbide pré-

existante, et ne prouvent-ils pas que, dans les cas de cette nature, le médecin qui ne s'arrête qu'à l'irritation de l'estomac, ne combat que la réaction inflammatoire que fait naître et qu'entretient la diathèse ; tandis que, pour obtenir une guérison radicale, il doit agir d'une manière générale sur l'économie, pour lui imprimer une modification profonde et détruire ainsi la cause inconnue, sous l'influence de laquelle survient l'irritation elle-même ?

VII.

En poursuivant nos études sur la Gastrite, nous voyons, de plus en plus, que les efforts qui ont été tentés, que les travaux qui ont été entrepris pour prouver que tous les troubles fonctionnels de l'estomac, que toutes les affections gastriques ne sont que des formes ou des modes de la gastrite, sont d'une exagération inadmissible ; tandis qu'au contraire tout se simplifie par l'admission des diathèses. Ainsi, existe-t-il un état général, une diathèse inflammatoire ? Les phénomènes morbides qui se présenteront seront liés à cet état inflammatoire et ne disparaîtront qu'avec lui.

OBSERVATION VINGT-UNIÈME.

Albert se fit recevoir, dans les premiers jours de janvier, à l'hôpital de Versailles. On lui fit prendre le sulfate de quinine à la dose de 12 ou 15 grains par jour ; on avait fait précéder l'administration de ce traitement de deux saignées de bras.

Après 8 jours de son emploi, les accès revinrent aux époques ordinaires et avec la même intensité. On changea alors la préparation du quinquina ; on le donna à prendre en poudre, à la dose de 3 gros par jour, pendant une vingtaine de jours. Cette substance finit par occasionner des douleurs épigastriques, avec perte d'appétit et un amaigrissement marqué.

Les accès fébriles ne furent pas supprimés, mais seulement diminués. Le malade ennuyé sortit de l'hôpital et reprit ses occupations. Les accès n'ayant pas tardé à récupérer leur première intensité, il entra à l'Hôtel-Dieu le 21 avril 1824, 3 mois après sa sortie de l'hôpital de Versailles.

Lors de son admission, les accès fébriles revenaient régulièrement tous les trois jours, à deux heures de l'après-midi , et se prolongeaient jusqu'à 8 heures du soir.

En examinant attentivement le malade, on voyait que la couleur de la peau était un peu terne. Aucun des viscères de l'abdomen ne paraissait ni tuméfié, ni douloureux à la pression; seulement les muscles de la région hypocondriaque droite et du flanc du même côté étaient tendus. La langue était sans rougeur, même durant les accès; le pouls plein, développé, offrait de la fréquence.

Le 22 avril, on prescrivit une saignée de 4 poêlettes, et 40 sangsues furent disséminées sur l'hypocondre droit et sur la région épigastrique. Le sang de la saignée formait une couenne pleurétique assez épaisse.

Le 23, retour de l'accès, à 2 heures après midi. Le stade de froid dure jusqu'à 6 heures. Au moment de l'invasion de la chaleur, saignée de 4 poêlettes; le sang sort avec une grande rapidité; le caillot ne devient pas couenneux, il présente une couleur rouge, rutilante. Le malade dit qu'il s'était senti raffraîchi immédiatement après la saignée; l'accès finit à 8 heures.

Le 24 au matin, fréquence du pouls, sans chaleur à la peau.

Le 26, retour de l'accès à 3 heures du soir; saignée du bras de 4 poêlettes, à 5 heures; cessation complète de l'accès, à 7 heures.

Le 29, retour de l'accès marqué seulement par

un peu de malaise et de céphalalgie, sans frisson.

Le 2 mai, l'accès manque complètement; le malade sort en convalescence, après onze jours de séjour à l'hôpital. (*Récamier*).

Il ne serait pas difficile, sons doute, de réunir un grand nombre de faits qui prouveraient évidemment que, quand l'inflammation existe elle-même comme diathèse, comme cause générale; quand elle constitue, en un mot, le fond de la maladie, elle réclame toujours alors les antiphlogistiques, pour être déracinée de l'organisme, quelle que soit d'ailleurs la forme qu'elle revête.

Ainsi, dernièrement encore, je donnai des soins à une dame affectée, depuis 8 à 10 mois, d'une fièvre intermittente tierce qui, ayant été combattue, à plusieurs reprises, par les évacuants et le sulfate de quinine, n'avait cependant jamais cessé d'une manière définitive. La malade avait en outre, depuis deux mois, une petite toux qui l'inquiétait beaucoup. Eh bien ! la fièvre et la toux cédèrent complètement à quelques applications de sangsues à l'épigastre.

Est-il donc possible d'admettre, comme l'a prétendu l'École Physiologique, que la diathèse, que le fond de la maladie est toujours identique, tandisque la forme seule varie ? Non sans doute. Car, si cette assertion était vraie, il est certain qu'en combattant les affections gastriques par les antiphlogistiques , on emploierait toujours la médication la plus avantageuse et la mieux indiquée , comme l'ont, en effet, avancé les médecins de cette école. Mais c'est ce que n'a pas confirmé l'expérience clinique dont on n'a pas le droit de nier les résultats , et à laquelle il faut toujours en appeler pour la confirmation de toute théorie nouvelle.

Ouvrons, en effet, un recueil d'observations? et nous verrons de suite une foule de fièvres , avec des symptômes prédominants du côté de l'estomac, rébelles à la methode antiphlogistique et cédant comme par enchantement au quinquina, à un vomitif , à un purgatif.

Or ces cas ne nous prouvent-ils pas que les antiphlogistiques n'avaient tout au plus réussi qu'à combattre la forme inflammatoire ; mais que le fond , que la nature de l'affection ne pouvait céder qu'au spécifique employé plus tard ?

C'est ainsi que dans la syphilis, on combattra bien avec bonheur les phénomènes inflammatoires par les antiphlogistiques , mais que feront-ils en résumé contre le fond de l'affection , la diathèse ?

N'est-ce pas à cette funeste théorie qu'ont été dus tant d'accidents consécutifs dans cette terrible mlaladie, losrque , se contentant de combattre l'état inflammatoire local, on ne s'est pas mis en peine de modifier, par une médication spéciale, l'économie profondément altérée.

OBSERVATION VINGT-DEUXIÈME.

M. le chevalier, H..., âgé de 23 ans, fut atteint, à sa campagne, au mois de septembre 1839, d'une affection que l'on regarda et que l'on traita comme une gastrite.

25 sangsues avaient été appliquées à l'épigastre, des cataplasmes, des bains avaient été ordonnés, et une deuxième application de sangsues devait être faite, lorsque je fus appelé auprès du malade.

Je le trouvai avec ce teint jaune-paille, et cette altération profonde de la physionomie que l'on rencontre si souvent dans les fièvres remittentes pernicieuses.

L'état d'abattement de ce jeune homme, le pouls petit, mollasse et sans vigueur, me firent différer l'application des sangsues, quoique la langue fut rouge et sèche, chargée d'un enduit jaunâtre au milieu, et que l'épigastre fut douloureux.

Il était alors trois heures de l'après-midi. Le soir, vers les 10 heures, le pouls était raide et fréquent, la peau brûlante, la respiration accélérée. Le visage était vultueux et la soif vive.

La nuit se passa dans une agitation extrème ; il y eut du délire. Le lendemain matin, sur les 5 heures, rémission de tous les symptòmes alarmants ; pouls débile et presqu'imperceptible ; la langue est rouge et plus lisse que la veille, la soif vive. — Le malade se plaint de son estomac qui est toujours douloureux.

Comme il régnait, à cette époque, beaucoup de fièvres rémittentes, je fis administrer, malgré les phénomènes inflammatoires, un gramme de sulfate de quinine par paquets de 15 centigrammes avec un peu de sirop de pavot.

La journée fut meilleure que la précédente. La nuit suivante, il put dormir 8 heures d'un assez bon sommeil. Le lendemain, j'ordonnai 5 décigrammes de sulfate de quinine ; et, comme on désirait qu'il fût transporté de sa campagne à la ville, je lui fis prendre une tasse de café pur pour lui donner un peu d'énergie, le trajet à parcourir étant de 2 lieues.

Le malade eut plusieurs défaillances dans sa voiture, et n'arriva qu'avec beaucoup de peine à son hôtel. Cependant, la nuit ayant été assez bonne, il ne prit le lendemain que 3 décigrammes de sulfate de quinine et une macération de quinquina qu'il continua les jours suivants.

Eh bien ! sous l'influence de cette médication,

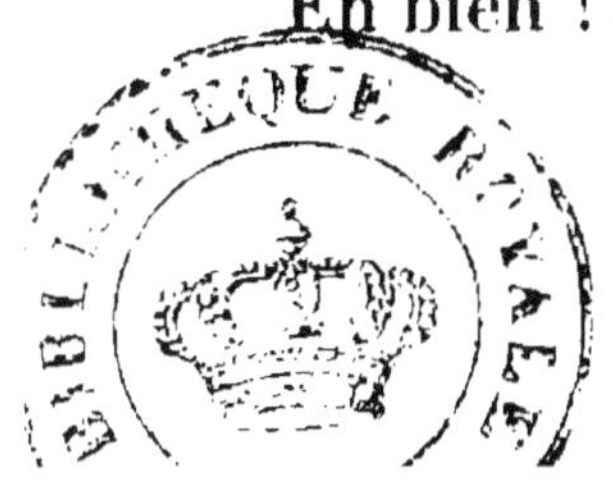

la langue dérougit, elle devint plus humide et plus molle , les douleurs épigastriques disparurent, et la convalescence ne tarda pas à s'établir.

Existait-il une gastrite chez ce malade? Sans doute ; car il n'est pas permis de la méconnaître à l'état de la langue, à la douleur épigastrique, au dégoût pour les aliments, à la teinte ictérique de la peau. Mais nous trouvons en cela même une preuve évidente qu'un état inflammatoire de l'estomac, qu'une véritable gastrite peut être sous la dépendance de conditions générales bien variées ; et à chacun de ces états généraux, il faudra opposer un traitement différent qui pourra même être contrindiqué par l'inflammation locale qu'il aura déterminée. C'est ainsi que dans la fièvre pernicieuse comateuse , le siége de la maladie semble être au cerveau, et c'est ailleurs pourtant qu'il faut porter sa médication. De même, dans l'observation que nous venons de rapporter, ni la rougeur, ni la sècheresse de la langue, ni la soif intense, ni les douleurs épigastriques, ni l'anorexie ne furent augmentées par le sel fébrifuge qui pouvait paraître contrindiqué par l'état de l'estomac, et qui néanmoins dissipa , comme par enchantement, tous ces phénomènes morbides. C'est que le sulfate de quinine ne s'adressait pas à l'estomac, mais à l'état général qu'il modifia par son action. Dans les cas de cette nature, on doit agir tout d'abord contre la cause de la maladie, contre la diathèse, et non contre l'altération locale qui est si peu importante relativement à l'état général. *Sublatâ causâ tollitur effectus.*

Dans les gastrites toxiques elles-mêmes, qui, ayant des éléments pathogéniques communs, doivent nécessairement faire naître des symptômes identiques, puisque ce sont des lésions de texture d'un même organe, nous voyons néanmoins que l'état local est encore combiné avec un état général de l'organisme très-variable; chacune des substances toxiques agissant, d'une manière particulière, sur la sensibilité de l'estomac, et en modifiant, d'une manière toute spéciale, les fonctions.

Trouverait-on, en effet, dans une simple inflammation gastrique, la raison suffisante de ces troubles fonctionnels qui se manifestent dans les empoisonnements par les substances narcotico-âcres; dans ceux qui résultent de la présence de l'arsénic dans l'économie? Cette désagrégation du sang, cette stupeur, ces accidents cérébraux ne témoignent-ils pas que les empoisonnements produisent un affaissement de la force vitale, et qu'un traitement qui ne s'adresserait qu'à l'irritation locale, pourrait bien atténuer sans doute des phénomènes graves, mais serait loin d'empêcher toujours le malade de succomber, si on laissait au poison toute sa force, en même temps qu'on ôterait à l'organisme le seul moyen qu'il a de lui résister?

Aussi les expériences du docteur Rognetta sur les animaux empoisonnés par l'arsénic, et ramenés à la vie par les toniques, ont-elles prouvé, comme celles du docteur Rush de Philadelphie sur le catarrhe humide des vieillards, que l'ensemble de l'organisme ou les systèmes d'organes qui le composent, peuvent répondre de bien des manières différentes à l'excitation d'un foyer inflammatoire.

Nous en dirons autant du typhus, de la fièvre jaune, de la peste qui peuvent être regardés comme de véritables empoisonnements, et que l'Ecole Physiologiqne a considérés comme des Gastrites ou des gastro-entérites. Sans doute, toutes ces affections présentent un phénomène commun, l'inflammation du tube digestif; mais chercher à établir leur caractère sur ce seul phénomène, ne serait-ce pas vouloir soutenir que la pneumonie, la phthisie, la bronchite sont des maladies tout-à-fait identiques, parce que dans les unes comme dans les autres, on observe des symptômes semblables, la toux, l'oppression, la fièvre, etc. Comment d'ailleurs admettre, pour caractère principal, une lésion qui n'existe pas toujours et qui paraît secondaire, puisque moins la maladie a duré et moins les lésions sont prononcées, à telle point qu'elles manquent tout-à-fait, si leur marche a été rapide, comme le choléra nous en a fourni la preuve.

Quelques observateurs anciens très-distingués avaient pensé que les matières saburrales et bilieuses pouvaient, si elles n'avaient pas été évacuées dès le principe, produire, par leur résorption, ces accidents si graves qui se montrent dans le cours des fièvres typhoïdes (fièvres ataxiques et adynamiques d'alors).

Voilà pourquoi Selle donne le conseil d'agir sur l'appareil digestif par un éméto-cathartique, lors même que les signes de l'engouement des premières voies n'existeraient plus, afin de rappeler la cause qu'il suppose avoir été absorbée et offerte par la circulation aux diverses organes de l'économie; de même que, par des révulsifs, on cherche à ramener aux articulations la goutte qui les a abandonnées pour se porter sur un organe important.

Quoiqu'il en soit de cette pensée, qui a été aussi celle de Stoll, il est certain, comme l'ont prouvé les observations du docteur Delarroque, sur les fièvres typhoïdes, que, par cette méthode thérapeutique, on peut quelquefois obtenir des succès inespérés. L'observation suivante viendrait encore à l'appui de cette opinion.

OBSERVATION VINGT-TROISIÈME.

Un cordonnier, dit Tissot (*Epidémies bilieuses de Lausanne*), ayant vainement demandé du soulagement à des moyens empiriques, après avoir refusé un émétique en lavage, était tombé dans l'état suivant, lorsque ce médecin fut redemandé. La bouche était noire et sèche, le visage très-altéré, le pouls vite et faible, les extrémités fraiches, et le météorisme abdominal considérable. Tissot le regarda comme agonisant, et cependant il conseilla de lui instiller de l'eau de tamarin stibiée ; il en résulta l'évacuation d'une quantité prodigieuse (*stupendum*) de matières jaunes et bilieuses ; le visage se remit, les extrémités se réchauffèrent, le ventre se détendit, et la connaissance revint au malade qui se rétablit, d'une manière aussi prompte qu'inespérée.

Or si, dans les cas même d'empoisonnement où la muqueuse de l'estomac est plus ou moins lésée par l'action du poison, l'expérience clinique nous prouve néanmoins combien il est important de tenir compte de l'état général ; que

sera-ce donc dans ces cas qui ont donné lieu à
tant de controverses et où il est évident, pour
tous les praticiens, qu'un état saburral ou bilieux des premières voies peut céder comme par
enchantement à un éméto-cathartique, en même
temps que tous les phénomènes inflammatoires
qui l'accompagnent?

Car, soit que ces saburres dépendent d'une
modification vicieuse de la sécrétion du mucus
gastro-intestinal; soit que toutes ces affections
dites bilieuses, saburrales, muqueuses, ne re-
présentent que des gastrites ou des gastro-entérites avec une forme saburrale, bilieuse ou muqueuse, annonçant une irritation prédominante
du foie, du duodénum, ou des follicules muqueux; soit enfin que l'état fébrile ne doive
son existence qu'à la surcharge bilieuse ou muqueuse existant réellement dans les premières
voies, il n'en reste pas moins le succès des évacuants et des purgatifs qu'on ne peut contester.

Si on rejette, en effet, les histoires de ces
épidémies bilieuses, si bien décrites par Finke,
Stoll, Mertens, Tissot, etc., sous prétexte qu'à
cette époque, le diagnostic n'était pas aussi
perfectionné que de nos jours, nous ajouterons
peut-être foi aux observations du professeur
Andral qui nous dit: « Nous ne comptons plus
les cas où, soit à l'hôpital, soit en ville, nous

avons vu, à la suite d'évacuations provoquées par haut ou par bas, la santé se rétablir chez des individus chez lesquels son dérangement était annoncé par les signes suivants : depuis 8 ou 15 jours à un mois, ils n'avaient plus d'appétit, la bouche était habituellement mauvaise ; la langue, large, pâle à sa pointe et sur ses bords, était couverte d'un enduit blanchâtre ou jaunâtre, *sans que cet enduit fut pointillé de rouge*; les selles étaient irrégulières, tantôt rares et très-consistantes, tantôt plus fréquentes et plus molles ; souvent une sensation de gêne, de pesanteur, existait à l'épigastre, et, chez quelques-uns, des nausées avaient lieu. De plus, il y avait un malaise général plus ou moins prononcé, un sentiment de fatigue habituel ; la face était jaune, tirée ; les yeux battus ; la tête était souvent douloureuse. Nous avons vu plusieurs fois cet ensemble de symptômes résister à des applications de sangsues ou simplement à la diète, à l'usage des boissons délayantes, et être ensuite rapidement enlevé par un vomitif ou un purgatif (*Cliniq. médic*, t. 4. p. 464).

Nous opposerons même Broussais à lui-même, qui cite plusieurs cas remarquables constatant les succès des évacuants, et parmi lesquels nous choisirons les deux suivants : (*Recherches sur la Fièvre hectique*).

OBSERVATION VINGT-QUATRIÈME.

Un jeune homme de mes amis, fut pris d'un embarras gastrique ; son premier soin fut de s'émétiser ; il vomit, mais presque uniquement l'eau qu'il avalait. Il se purgea ensuite deux ou trois fois dans l'espace d'un mois et demi, il prit quelques toniques, du bon vin. Malgré tous ces moyens, il conserva de l'amertume de la bouche, du dégoût, une céphalalgie continuelle ; il mangeait à peine et était sujet à de fréquents frissons ; il avait le soir une petite fièvre très-sensible, des nuits agitées, une toux fatigante, et maigrissait à vue d'œil. Je lui conseillai de répéter la dose d'émétique et de se gorger d'eau tiède jusqu'à ce qu'il eût vomi de la bile avec effort. Il suivit religieusement cet avis, et, contre son attente, il se trouva guéri tout-à-coup.

OBSERVATION VINGT-CINQUIÈME.

Madame F..., âgée d'environ 60 ans, d'une forte constitution, d'une stature haute ; ayant le corps sec et charnu, avait, depuis plusieurs semaines, du dégoût pour les aliments, la bouche mauvaise, lorsqu'elle fut tout-à-coup saisie d'un ophthalmie à l'œil droit, sans qu'elle put l'attribuer à aucune cause interne. Elle appela un chirurgien qui lui prescrivit des collyres adoucissants; et, pour rémedier à l'embarras gastrique, il lui fit prendre plusieurs purgatifs, et la mit à l'usage d'une eau de veau avec la crème de tartre. Pendant 15 jours, progrès lents de l'ophthalmie, persévérance de l'embarras gastrique; on m'appela. Après avoir constaté l'existence de la dernière maladie qui me fut attestée par une langue sale, couverte d'un enduit jaune et épais, je n'hésitai point à lui attribuer l'opiniâtreté de la première, et je prescrivis 3 grains de tartre antimonié de potasse. Je ne fus point informé de leur effet; mais, 3 jours après, je trouvai la malade sans aucun changement, je conseillai d'appliquer des sangsues aux paupières; soulagement momentané de la douleur des yeux, puis elle se ranima. Un vésicatoire fut placé derrière l'oreille, même résultat. Cependant la cornée se perce dans un coin de sa circonférence. Alors, staphylôme qui devient en peu de jours très-volumineux; gonflement prodigieux du globe et des paupières. Tels furent les symptômes locaux qui n'arrivèrent à ce degré qu'après deux mois et demi de souffrances. Voici maintenant l'état du système général dont ils étaient la dépendance.

Symptômes émanés de l'embarras gastrique

qui réduisait la malade à ne vivre que de bouillon, de légères soupes et de coulis; — Sentiment de faiblesse universelle et surtout à l'épigastre ; pouls habituellement fréquent et tendu ; chaleur vers le soir et dans la nuit avec agitation et insomnie; amaigrissement. Au bout de deux mois et demi, la langue était crouteuse, la fièvre plus vive pendant le jour; la malade était désespérée. La perte de son œil à laquelle elle s'attendait, la désolait beaucoup moins que l'invincible dégoût qu'elle avait pour les aliments, la saveur détestable qu'elle leur trouvait, et la faiblesse dans laquelle elle tombait de plus en plus.

Recouvrer l'appétit et un peu de forces était désormais tout son désir; mais comment le remplir? On avait donné 4 à 5 fois de l'émétique ; on avait prodigué la crème de tartre, le tamarin, la manne, etc.

Tous les vomitifs avaient été administrés par mon conseil ; mais, comme je ne voyais la malade que fort rarement, j'en ignorais l'effet. Enfin des questions réitérées m'apprirent qu'aucun d'eux n'avait excité de vomissements. Dès lors mon espoir se ranima; je plaçai auprès de cette dame une personne de confiance, avec injonction de réitérer les doses de tartre antimonié de potasse, d'ipécacuanha et d'eau chaude, jusqu'à ce qu'elle eût obtenu des vomissements bilieux.

Cet ordre fut strictement exécuté; et, dès le soir, appétit; beaucoup moins de fréquence dans le pouls, peu de chaleur nocturne ; sommeil. Le lendemain, toujours mieux. On donna le kina en décoction; la malade se trouva parfaitement bien sous le rapport du système gastrique et des forces.

Broussais donne ensuite des détails purement chirurgicaux et qui prouvent que la fièvre lente était indépendante de l'ophthalmie. Puis il ajoute : Cet exemple prouve l'indispensable nécessité de provoquer le vomissement pour détruire certains embarras gastriques qui causent de petites fièvres consomptives.

Sous quelque point de vue que l'on considère ces faits, il résultera que, de tous les moyens mis en usage dans le cours du traitement, l'emploi des éméto-cathartiques a été suivi des meilleurs résultats.

Je sais que quelques praticiens ont voulu expliquer les succès de cette nature par l'action irritante des vomitifs qui substituaient une irritation à une autre ; mais, en admettant cette explication, nous aurions encore une preuve des différences qu'il convient d'établir entre les diverses gastrites, puisque les unes se guérissent tandis que les autres s'aggravent sous l'influence des vomitifs ; puisqu'encore , dans les gastrites spontanées, il se passe un temps plus ou moins considérable avant que l'estomac puisse reprendre ses fonctions, tandis que dans les gastrites produites par un émétique ou par tout autre irritant venu du dehors et qui sont souvent accompagnées de vives douleurs, les fonctions se rétablissent néanmoins promptement et quelquefois même tout-à-coup. Mais une preuve que cette médication s'adresse plutôt à l'état général qu'à l'irritation elle-même, c'est que, pour réussir, elle a besoin de rencontrer un état spécial de l'organisme qui se traduit généralement par un état particulier de la langue, et qui se rencontre surtout dans les constitutions médicales.

Or les constitutions médicales peuvent être, dans leurs effets, assimilés à des diathèses ; celles-ci étant ordinairement des états généraux de l'organisme, constants, fermes, persistants ; les constitutions médicales étant des états généraux passagers, momentanés, variables.

Ainsi, qu'il surgisse une constitution médicale bilieuse, saburrale ! Et nous aurons un ensemble de symptômes dont le lien commun sera une perturbation soutenue des fonctions digestives avec des sécrétions bilieuses surabondantes. Eh bien ! ce qui prouve évidemment que dans ces circonstances, il importe au thérapeutiste de saisir la nature intime de la cause générale qui doit fournir les principales indications du traitement, c'est qu'alors les vomitifs ne réussissent pas seulement dans les cas d'embarras gastrique, mais aussi dans des affections bien différentes en apparence, telles que la pneumonie, la pleurésie, le rhumatisme articulaire, à tel point que Gudetti, Finke, Stoll citent des exemples de plaies de tête, d'amputations, etc., dont la fièvre de réaction empêchait la guérison jusqu'à ce que l'on employât la médication indiquée contre l'affection populaire. Or, c'était en 1776 et en 1777, où la variole et la rougeole ne guérissaient à Vienne que par la méthode antibilieuse.

Ce sont là des résultats de faits cliniques d'autant plus dignes d'attention, que des cas entièrement analogues ont été observés par des hommes de notre époque d'un grand talent et d'une autorité imposante, tels que MM. Double, Récamier, Bally, le professeur Lallemant de Montpellier, etc.

Sans doute on a beaucoup ri de cette opinion qui portait à regarder un peu de bile comme la cause de tous les phénomènes d'une maladie grave ; et aujourd'hui même un assez grand nombre de praticiens redoutent les stimulants du canal digestif, craignant d'exaspérer par les évacuants l'irritation gastrique, parce qu'ils s'obstinent à ne voir dans l'opération d'un vomitif que l'action violente et convulsive qu'il exerce sur l'estomac, et les évacuations qu'il provoque. Mais leur usage a traversé tant de siècles, que, s'ils étaient réellement aussi meurtriers qu'on l'a prétendu, leurs revers auraient été tellement communs, tellement patents, qu'il eut été impossible de les conserver aussi longtemps dans la pratique. Or, ce n'est pas ce que démontrent tant de travaux cliniques publiés, depuis des siècles, par des hommes éclairés et de bonne foi, et qui attestent tout le succès qu'on peut obtenir des vomitifs et des purgatifs, dans les cas si nombreux décrits sous le nom de diathèse saburrale ou bilieuse.

Ce sont là des vérités qu'on ne peut repousser, quelque soit d'ailleurs le système auquel elles appartiennent. Elles seules constituent la seule science médicale véritable, car ce sont des vérités de faits qui existent avant et longtemps après les systèmes.

VIII.

L'admission des diathèses nous permet encore de comprendre le mystère des affections nerveuses de l'estomac.

La doctrine de l'irritation avait, nous le savons, rayé les névroses du cadre nosologique pour les introduire dans la classe des phlegmasies. Aussi a-t-il fallu torturer les faits pour rapporter à une inflammation de l'estomac toutes ces sensations anormales dues à l'exaltation et **au désordre**, à l'affaissement et au trouble des fonctions du système nerveux, telles que ces crampes, ces spasmes, ces douleurs, ces palpitations, ces étouffements, qui s'élévent du centre épigastrique, ce sensorium commune, suivant la belle expression de Grimaud.

Dans tous ces cas, en effet, qui se rencontrent particulièrement chez les femmes, la sensibilité de l'estomac est exagérée ou pervertie, au point que le désordre peut simuler une foule d'affections diverses.

« Le principe de tous mes maux est dans mon ventre, écrivait à Pinel une dame affectée de gastralgie; il est tellement sensible que peine, douleur, plaisir, en un mot toute espèce d'affections morales ont là leur principe. Un seul regard désobligeant me blesse cette partie si sensiblement que toute la machine en est ébranlée. Je pense par le ventre, si je puis m'exprimer ainsi, etc. »

Ces phénomènes singuliers ne sauraient être attribués qu'à la perversion de la sensibilité gastrique qui est, dans ces cas, si vivement exaltée, que les malades rapportent à l'estomac toutes les sensations qu'ils éprouvent, tandis que dans les véritables inflammations, la sensibilité est loin d'offrir les mêmes anomalies.

Voyez la douleur dans les gastralgies? N'est-elle pas souvent mobile, erratique, intermittente, exagérée, au lieu d'être, comme dans la Gastrite, fixe, continue, obtuse?

Voyez encore dans les gastralgies ces battements extraordinaires portés à un tel point que Laënnec avoue les avoir attribués une fois avec Bayle à un anévrysme de l'aorte?

Dans ces affections, l'appétit n'est-il pas encore déréglé, fantasque, capricieux, dépravé ; au lieu d'être nul, anéanti comme dans la gastrite.

Or, il paraît évident que tous ces troubles fonctionnels, que toutes ces sensations anormales qui peuvent exister des années sans même que la nutrition soit sensiblement altérée, doivent être bien plutôt rapportés à une vicieuse influence des nerfs de l'estomac, qu'à l'inflammation chronique de la muqueuse de cet organe.

Ce sera donc aux forces épigastriques, si bien décrites par Lacase et Bordeu, d'où naissent les sentiments de force et de faiblesse, de bien-être et de malaise ; ce sera donc à ces forces dont l'estomac est en quelque sorte l'organe de manifestation, qu'il faudra rapporter ici le rôle immense que Broussais fait jouer à la muqueuse gastro-intestinale. Il serait peu physiologique, en effet, de supposer provisoirement une lésion organique, et de rapporter tous ces phénomènes à une inflammation de l'estomac, puisque le traitement antiphlogistique est non seulement impuissant à les réprimer, mais leur donne même souvent naissance; et que, d'un autre côté, les toniques, en restituant aux forces radicales de l'économie, la résistance vitale que les débilitants avaient détruite, et en rendant à l'estomac sa force digestive affaiblie, rétablissent par leur heureuse influence, l'harmonie dans l'ensemble des fonctions, et tous les phénomènes de synergie. Car il ne manque pas d'observations qui prouvent, d'une manière surabondante, que l'état morbide fondamental peut avoir sa raison dernière dans les modifications dynamiques du système nerveux, qui se révèlent, tantôt par des traits généraux, tels que les spasmes, les étouffements, les vapeurs et les suffocations; tantôt par des traits distinctifs, et spécifiques, tels que les crampes d'estomac, les douleurs épigastriques, les vomissements, etc.

L'ouvrage du docteur Barras sur les gastralgies en contient de très-curieuses. En voici une de M. Récamier qui a quelque rapport avec celle que j'ai empruntée à la pratique de ce célèbre médecin et que j'ai citée plus haut.

OBSERVATION VINGT-SIXIÈME.

Vers la fin de mars 1826, Madame C. J. âgée de 24 ans, commença à tousser, à perdre l'appétit, et ensuite à souffrir de l'estomac après avoir mangé. Le 11 avril, il n'y avait plus d'appétit; les douleurs d'estomac, après le repas, étaient fortes, la faiblesse était grande, et la toux ne donnait point de relâche. M. le professeur Marjolin regarda la toux comme stomacale. Les pédiluves sinapisés; les sinapismes, les calmants et les adoucissants de tout genre; toutes les fécules; le lait; la glace à l'intérieur, les bains tièdes; les sangsues sur l'estomac et beaucoup d'autres moyens ne purent arrêter les accidents. La toux continua avec férocité, tandis qu'il restait quelque force à la malade dont l'amaigrissement augmentait chaque jour. Après les boissons les plus douces, les douleurs de l'estomac devenaient atroces pendant plusieurs heures, et dans cet état de souffrance, la malade fut *constamment sans fièvre*. Le 19 juin, je fus appelé en consultation avec MM. Marjolin et Guersent. La malade, couchée en supination, avait le corps entièrement desséché; le visage était hâve, la voix tout-à-fait éteinte; et il fallait, pour entendre quelques paroles chuchotées, mettre l'oreille tout près de sa bouche.

La déglutition d'une cuillerée à café d'eau blanchie avec de l'arowrot était suivie de douleurs atroces pendant 4 ou 5 heures.

La langue était naturelle, la peau sans chaleur, et le pouls sans fréquence, mais d'une faiblesse extrême, et il n'y avait plus de toux depuis 4 jours, c'est-à-dire depuis que les forces étaient épuisées.

Le ventre était totalement affaissé sur la colonne vertébrale ; on ne distinguait aucune tumeur dans la région de l'estomac, ni ailleurs. D'après d'autres faits analogues, je proposai à MM. Guersent et Marjolin d'agir sur la peau, au moyen des affusions.

J'avais envie de constater si une légère sédation générale agirait avec quelque avantage sur le système nerveux et sur les organes digestifs.

Dès les premières ondées qui tombèrent sur elle, la malade commença à agiter les bras que jusque là elle ne pouvait même pas soulever, tant était grande sa faiblesse.

Elle fut ensuite essuyée et placée dans son lit, il y eut du sommeil pendant la nuit.

Le 18 juin, il y avait plus d'énergie. Du 18 au 22 juillet, les affusions furent continuées à deux par jour, une vers 10 heures du matin et une vers 8 heures et demie du soir. A la fin de la première semaine, la malade était arrivée à

prendre, dans **24** heures, huit cuillerées à soupe
d'arowrot, dont l'ingestion était encore suivie
de beaucoup de douleurs quoique [l'appétit] se
réveillât un peu sans toux et sans rétablissement de la voix, mais avec moins de faiblesse
des mouvements et plus de vie dans l'expression
de la physionomie.

Dans la seconde semaine, la voix se rétablit et
l'appétit devint impérieux ; on remplaça l'arowrot
par du potage très-épais, fait avec du bouillon de bœuf. On en prenait, à la fin de la semaine,
60 cuillerées à soupe dans les 24 heures. La
douleur, après le repas, était moins forte, en
même temps on supportait mieux la lumière et
le bruit. Durant la troisième semaine, du poulet
rôti avec du pain rassis passa beaucoup mieux que
les potages, pourvu qu'on bût très-peu d'eau de
rivière qui était la boisson.

Pendant la quatrième semaine, les côtelettes
de mouton et surtout les bifftecks réussirent
mieux que le poulet. Et enfin, dans le cours de
la cinquième semaine, le sommeil se rétablit,
les forces augmentèrent, on commença à se
lever et à marcher ; on sortit le 25 juillet, trente-
cinquième jour après le commencement du
traitement.

M. Récamier fait suivre cette observation des
réflexions suivantes :

Je pourrais, dit-il, multiplier les exemples de gastralgie et de gastrodynie dont les accidents ont constamment augmenté sous l'influence des émissions sanguines locales et générales, du traitement anti-phlogistique adoucissaut, de la diète ; et ont, au contraire, diminué au moyen d'une alimentation convenable, qui écarte les accidents de l'irritation dont le premier est un éréthisme plus ou moins considérable qui gagne successivement tous les organes. Dans l'exemple que je viens de citer, à mesure que la malade s'affaiblit, son estomac supporta plus difficilement le moindre travail digestif ; mais, en même temps, les yeux, quoique sans ophthalmie, ne supportèrent plus la moindre lumière ; ni les oreilles, quoique sans otalgie, le moindre bruit, sans la mettre au supplice. A mesure qu'elle récupéra des forces, la digestion devint plus facile, les yeux cherchèrent la lumière et les oreilles les sons avec le même *appétit* que l'estotomac exigeait les aliments.

OBSERVATION VINGT-SEPTIÈME.

Un marchand de chevaux, dit le docteur Haime, dans le *Précis de la Constitution médicale d'Indre-et-Loire*, éprouvait, depuis deux jours, des vomissements réitérés, et son estomac ne pouvait

supporter la moindre dose de substance médica-
menteuse ou nutritive. Toutes le potions anti-
vomitives avaient été rejetées ; et les sangsues,
les fomentations et les cataplasmes émollients à
l'épigastre avaient été inutiles. Quatre grains
d'acétate de morphine pulvérisés et étendus sur
un emplâtre agglutinatif furent appliqués à l'estomac, le soulagement fut prompt et complet.

OBSERVATION VINGT-HUITIÈME.

Un jeune homme de 20 ans environ, jouissait
d'une bonne santé, lorsqu'il s'adonna avec fureur
à la masturbation. Un certain temps après qu'il
eut contracté cette funeste habitude, les digestions,
faciles jusqu'alors, se dérangèrent ; il ressentait,
après avoir mangé, une pesanteur incommode à
l'épigastre ; en même temps dépérissement et
bientôt apparition d'une céphalalgie frontale
très-pénible. Ces accidents duraient déjà depuis
quelques mois, lorsqu'un médecin fut consulté.
Effrayé du mauvais état de sa santé, M... ne se
livrait plus à la masturbation, et cependant les
fonctions de l'estomac ne se rétablissaient pas ; la
céphalalgie persistait. Il fut regardé comme atteint
d'une gastrite chronique ; en conséquence un
régime sévère, une diète presqu'absolue furent
prescrits, et plusieurs fois des sangsues furent

appliquées à l'épigastre. Aucun succès ne suivit ce traitement. La douleur de tête ne diminua pas, non plus que l'embarras des digestions.

On changea alors de médication. Le malade prit une nourriture plus substantielle. On luiprescrivit l'usage des jus de viande et des côtelettes. Très-peu de temps après qu'il eut commencé ce nouveau régime, la céphalalgie disparut, la pesanteur épigastrique cessa de se faire sentir, et M... fut bientôt rendu à une santé parfaite.

(Cliniq. Médic. d'Andral, vol. 4ᵉ.)

Il ne serait pas difficile de citer un grand nombre de malades réduits à un état déplorable par un traitement antiphlogistique et une diète exagérée, et qui ont été promptement guéris par une bonne nourriture et une médication tonique.

Ainsi M. V..., était tenu depuis longtemps à une diète lactée pour une gastrite qu'il croyait avoir. Inquiet sur l'état de sa santé, il était allé aux eaux de Dinan; mais le régime sévère qu'il suivait toujours l'empêcha probablement d'en obtenir d'heureux résultats. Dès qu'il introduisait des aliments dans son estomac, il éprouvait une pesanteur incommode, et, quelques instants après des douleurs épigastriques assez vives. Ayant eu occasion de lui donner des conseils et n'ayant pas trouvé de signes bien évidents d'une gastrite, je pensai que le trouble des fonctions digestives était entretenu par le traitement débilitant auquel était soumis le malade. Alors je le mis à l'usage du sous-nitrate de Bismuth, des côtelettes de mouton et du biffteck, et bientôt il recouvra l'appétit et la santé.

Une dame avait, depuis six mois, de fréquents vomissements lorsqu'elle prenait de la nourriture. La diète et les sangsues développèrent de violentes douleurs d'estomac sans faire cesser les vomissements. Effrayée de son état, elle se croyait atteinte d'une lésion organique incurable. Je la rassurai. Je lui fis prendre d'abord de l'eau de Vichy, puis de l'eau de spa; et. peu à peu, je l'amenai à manger, sans vomir, du poulet et du bœuf.

Je pourrais rapporter aussi beaucoup d'observations de gastralgies chroniques leucorrhéïques, si tous les praticiens n'en avaient à leur disposition, et qui prouveraient combien, pour le thérapeutiste, l'état général ou la diathèse l'emporte sur les phénomènes qui dominent dans les organes dont la susceptibilité nerveuse est exagérée.

Et, en effet, qui ne sait que, dans la chlorose, les douleurs épigastriques, les crampes, les spasmes, l'anorexie ou la dyspepsie, le dérangement, en un mot, et les troubles des fonctions digestives sont de bien peu d'importance rela-

tivement à l'état général du sujet? puisque ce
n'est qu'en agissant d'une manière générale sur
l'organisme, qu'en le modifiant profondément
par le fer et une bonne nourriture qui impriment
plus d'énergie à la sanguification et à la nutrition,
qu'on peut ramener toutes les fonctions à leur
état normal, même chez des individus atteints
de cardialgie, de diarrhée, de symptômes, en
un mot, qui sembleraient contr'indiquer toute
médication tonique.

C'est que, dans tous ces cas, la force digestive
est affaiblie comme les forces musculaires, sans
qu'il existe plus d'inflammation dans l'estomac
que dans les muscles; l'énergie du système nerveux n'est que diminuée, et l'influence de ce
système sur les divers organes de la vie animale
et nutritive n'est que dépravée.

Sans doute, quand elles se sont fixées dans
un tissu, ces perversions de la vitalité, ces névroses peuvent, à la longue, déterminer des
lésions organiques, comme aussi elles peuvent
en dépendre quelquefois; car ce serait tomber
dans une exagération qui, du reste, a été combattue victorieusement par l'École Physiologique,
que de prétendre que toutes les lésions vitales
sont antécédentes aux lésions organiques. Celles-
ci peuvent leur donner naissance, comme elles
peuvent aussi coïncider avec elles, car nous

avons des exemples frappants de la complication d'une phlegmasie avec une douleur névralgiqne.

C'est ainsi que nous voyons l'asthme dépendre d'une lésion organique , dans certaines circonstances, coïncider avec elle dans? quelques autres , et enfin être qulquefois tout-à-fait essentiel.

Mais de ce que le traitement antiphlogistique réussit assez souvent, et de ce que nous trouvons, à la nécropsie, une lésion organique dans des cas où se sont manifestées des névroses, que l'on avait regardées comme essentielles pendant la vie, il serait peu physiologique de conclure que ces névroses n'étaient pas primitives; car nous devons dire que les antiphlogistiques calment souvent le violent éréthisme nerveux qui se manifeste quelquefois; et, en second lieu, que par leur persistance dans un tissu, ces névroses peuvent en modifier plus ou moins la nutrition; et alors surviennent des congestions, des irritations , de véritables phlegmasies, par cela même qu'il existe une modification de l'action normale des centres nerveux.

C'est ainsi qu'une dyspepsie qui ne tenait d'abord qu'à une modalité vicieuse des forces gastriques , pourra, par sa persistance, produire dans l'estomac des modifications permanentes auxquelles correspondront aussi des désordres

permanents. C'est encore ainsi, comme le remarque le professeur Andral, que le trouble de
la digestion qui se manifeste à la suite d'émotions
morales vives, de fatigues intellectuelles, d'excès
de masturbation, est dû, dans le principe, à la
perversion que subit dans sa manière d'être, la
portion du système nerveux, qui, dans l'état
normal, préside à l'acte de la chymification. Mais
si cette perversion de l'innervation se prolonge,
la nutrition des divers tissus de l'estomac se dé-
range, des congestions s'y établissent; et, ce qui
n'était d'abord qu'une névrose, se transforme,
à la fin, en une profonde lésion organique.

Aussi, pense-t-il que beaucoup de cancers
d'estomac reconnaissent pour origine des émotions morales; et que des vomissements, calmés
dans les premiers temps de leur existence par
des opiacés, et semblant être purement nerveux,
changent plus tard de caractère, et deviennent
symptômatiques d'une véritable gastrite. Sans
doute; mais il faudra reconnaître toutefois que
l'irritation n'agit alors que comme simple cause
occasionnelle, et il n'en faudra pas moins tenir
compte de la diathèse qui l'a fait naître et des
phénomènes dynamiques produits par cette diathèse.

Considérée à ce point de vue, et en présence
d'une foule de faits qui viendraient l'appuyer au

besoin, la théorie de la gastrite ne saurait s'acom-
moder d'un cercle aussi étroit que l'étude exclusive de la lésion locale , ou bornée à l'état
inflammatoire dont l'estomac est susceptible. Ce
n'est là qu'une des données du problème, importante, il est vrai, quelquefois même capitale,
et absolument seule quand l'inflammation agit
elle-même comme cause générale , comme diathèse ; mais souvent aussi accessoire, et ne tenant
qu'une place fort secondaire dans l'ensemble du
tableau.

IX.

Les considérations auxquelles nous nous
sommes livré dans le cours de ce travail, nous
ont permis, grâce à une interprétation plus large
de la science, et surtout à l'admission des diathèses qu'une école exclusive avait rejetées, de
restreindre l'importance du rôle qu'on a fait
jouer à l'inflammation dans la production des
affections gastriques. Cependant nous conviendrons volontiers que, même avec l'admission des
diathèses, il n'est pas possible de résoudre toutes
les difficultés du problème médical.

Qui ne voit, en effet, combien il est difficile
de se faire une idée nette des affections dont l'es-

tomac est le siége, à cause de l'étendue et de la multiplicité des sympathies que ce viscère, par ses rapports nombreux avec les organes, reçoit et exerce tour-à-tour.

C'est ainsi qu'une chute sur la tête, une image dégoûtante, une odeur fétide, une hernie étranglée, le chatouillement de la plante des pieds, peuvent provoquer le vomissement, tout aussi bien qu'une lésion quelconque de la muqueuse gastrique.

Mais si la séméiotique de la gastrite nous offre, dans beaucoup de circonstances, de si grandes difficultés, n'est-ce pas une raison pour ne point s'obstiner à la fonder exclusivement ou sur l'examen de l'organe malade, ou sur l'irritation sanguine, ou sur la diathèse?

Tous ces éléments ont donc besoin d'être connus et bien appréciés, vu l'insuffisance de chacun d'eux pris comme cause unique de toutes les affections de l'estomac, car c'est de l'oubli de cette juste pondération que sont nées toutes les erreurs des systèmes exclusifs.

On comprendrait par conséquent bien mal notre pensée, si l'on induisait de ce que nous avons dit, que nous avons voulu contester à l'anatomie pathologique ses avantages et son utilité dans la question qui nous occupe. Non sans doute, car nous convenons volontiers que c'est une source féconde à laquelle on ne saurait trop puiser dans la recherche des lois pathogéniques, et nous répéterons avec Baglivi, d'une manière moins absolue toutefois : « *Cadavera hominum morbis denatorum secanda sunt medico, manusque inquinandæ, ut inveniat quæ morbi sit sedes, quæ causa, qui exitus antecedentium symptómatum.* »

N'est-ce pas à l'anatomie pathologique, en effet, que nous devons d'être éclairés sur certaines lésions graves de l'estomac qui ne se manifestent que par de légers symptômes? N'est-ce pas elle qui nous a fourni les moyens de mieux expliquer qu'on ne l'avait fait jusqu'alors les sympathies organiques, mécaniques et vitales? C'est ainsi qu'elle nous a appris que le délire, les convulsions, au lieu d'être toujours des affections idiopathiques, n'étaient parfois, surtout chez les enfants, que sympathiques d'une désorganisation de l'estomac et du ventre.

Si l'on considère son influence générale sur la thérapeutique, on voit qu'elle tend à lui donner plus de précision et de fixité; à lui communiquer quelquefois plus d'énergie; et à empêcher, d'un autre côté, de fatiguer de remèdes inutiles ou dangereux une maladie qui ne les admet pas.

Utile surtout, soit pour assurer le diagnostic dans une foule de cas demeurés obscurs pour nos prédécesseurs, soit pour confirmer des vérités anciennes, elle nous a appris qu'un organe ou un tissu primitivement et spontanément altéré dans sa texture, dans ses sécrétions ou dans sa nutrition, pouvait susciter une réaction générale et provoquer un état fébrile. Et c'est dans ses études sur le cadavre que Broussais a puisé les matériaux de ses phlégmasies chroniques qui ont porté la lumière sur tant de questions obscures, et qu'il a découvert que, sous l'influence d'une phlégmasie prolongée, l'appareil gastro-intestinal finit par se désorganiser et entraîner secondairement l'altération des autres viscères de l'abdomen.

C'est par elle encore que nous savons qu'il existe des lésions organiques spéciales, puisqu'elle nous montre, dans l'étude des tissus cancéreux, des différences bien tranchées entre ces altérations et les désordres dus à la gastrite chronique. C'est elle enfin qui nous a démontré que les névroses de l'estomac ne s'accompagnent pas des caractères anatomiques de l'inflammation de ce viscère.

Est-il nécessaire, en outre, de rappeler l'utilité des recherches de Billard, des docteurs Louis et Andral sur les différents aspects que présente la muqueuse digestive altérée ; l'importance des travaux de MM. Andral et Rullier sur la perforation spontanée du ventricule, du professeur

Cruveilhier et du docteur Louis sur le ramollissement de la muqueuse stomacale ; les avantages
que la médecine a retirés des études de M. Chardel
sur la dégénérescence squirrheuse, et de celles de
M. Scouttetten sur les lésions qui accompagnent
les diverses formes des pyrexies ?

Mais, malgré les découvertes intéressantes que
nous devons à l'étude de la partie matérielle des
maladies, l'anatomie pathologique est loin de
nous avoir donné le dernier mot de la pathogénie.
Car encore bien qu'elle nous initie à la connaissance des altérations de forme et de tissu des
solides, quand les lésions anatomiques se manifestent par des signes appréciables, elle ne
remonte, en aucun cas, à la force première qui
produit ces lésions ; en sorte que ce n'est que le
diagnostic du fait accompli, puisque, pendant la
vie, nous ne trouvons souvent ni dans les caractères, ni dans l'intensité de la douleur, ni dans
les troubles variés de la digestion, ni, en un
mot, dans les symptômes généraux ou locaux,
aucun signe certain à l'aide duquel nous puissions
distinguer, les unes des autres, les diverses
lésions organiques de l'estomac.

Donc la sémiotique de la gastrite ne peut se
fonder uniquement sur l'anatomie pathologique
dont l'utilité a été exagérée, et que nous croyons
ramener à sa juste valeur en la regardant comme

un des éléments nécessaires à la science de l'homme malade.

Nous avons dû en dire autant de la doctrine physiologique dont nous n'avons pas nié l'importance, mais dont nous avons tâché de donner une idée juste, en cherchant à apprécier le rôle que l'hypérémie et l'irritation jouent dans la pathogénie.

Sans doute il a été réservé à Broussais de féconder les grandes vues de Bichat, de prouver que c'était l'organisme qu'il fallait étudier et non des collections de symptômes ; mais le célèbre professeur s'est évidemment mépris, quand il a voulu rattacher tous les phénomènes fébriles à une lésion locale, surtout de l'estomac ; de même encore que quand il a voulu ramener à un type commun des lésions aussi spécifiquement différentes que le cancer, le ramollissement, l'altération syphilitique, etc... « C'est aux forces épigastriques dont l'estomac est en quelque sorte l'organe de manifestation qu'il faut, dit M. Cruveilhier, rapporter le rôle immense, fondamental que Broussais fait jouer à la muqueuse gastro-intestinale dans toutes ou presque toutes les fièvres, soit comme point de départ, soit comme point sympathique inévitable. »

« L'obstination du médecin qui persiste à ne voir dans le catarrhe bronchique et dans l'angine

pelliculaire que deux nuances peu importantes
de la même affection, dit le judicieux Brétonneau,
n'équivaut-elle pas à celle d'un naturaliste qui
soutiendrait que la vipère n'est qu'une variété
de la couleuvre, et qui, apportant, en preuve de
son opinion, la similitude, ou le mode de circulation, et celle des caractères génériques
seulement, regarderait les écailles ou les plaques
qui recouvrent la tête, l'absence ou la présence
des crochets à venin, comme des différences peu
importantes ?

« Qu'objecter cependant à l'antagoniste des
distinctions, lorsqu'à ses yeux fascinés par la
prévention, une vipère et un serpent à sonnettes
ne sont que des couleuvres exagérées? Quel parti
prendre ? insister sur la différence des effets que
produisent les morsures de ces reptiles, et, en
attendant que la vérité éclate à tous les regards,
se hâter, si une blessure envenimée vient d'être
reçue, d'enlever la cause d'une grande maladie,
en retranchant la petite portion de tissu vivant
que le venin a pénétré. »

Que faire donc aussi pour rassurer ces médecins qui tremblent encore aujourd'hui devant
l'irritation phlogistique, et qui n'osent administrer un vomitif ou un purgatif, dans la crainte de
développer une gastro-entérite? leur prouver,
par des observations authentiques, l'innocuité

de cette médication, quand elle est bien indiquée, et leur montrer l'exagération systématique d'une doctrine qui a dû nécessairement tomber devant l'évidence.

Guidé par un éclectisme essentiellement philosophique, nous avons accepté les lésions locales et leur nature fréquemment inflammatoire, en même temps que nous acceptions ces grandes vues d'ensemble auxquelles l'observation pure et simple a conduit, et que le vitalisme a souvent si admirablement formulées.

Nous reconnaissons volontiers, avec les médecins physiologistes, toute la valeur qu'on doit attacher, quand il s'agit d'une affection de l'estomac, et aux signes fournis par l'examen des organes de la digestion, tels que la rougeur de la langue, sa forme lancéolée, la rougeur du pharynx, la douleur lancinante épigastrique, etc. et aux troubles sympathiques qui accompagnent la phlogose aiguë des voies gastriques, tels que la céphalalgie, le délire, les convulsions, l'altération des sécrétions, etc. Nous rendons toute justice à Broussais qui a fait sortir de l'investigation cadavérique cette importante vérité, que les symptômes locaux ne sont pas les seuls qui puissent être invoqués comme pathognomoniques de la gastrite, puisqu'il existe des inflammations de l'estomac sans douleur, réagissant néanmoins sur le centre cérébral, sur le centre circulatoire et sur toutes les fonctions, d'une manière plus intense peut-être que les phlegmasies avec douleur ; car il a surtout dépeint, avec un rare talent d'observation, les gastrites subaiguës, à forme insidieuse, qui, sous les apparences d'une bénignité perfide, revêtent quelquefois tant de gravité. Mais nous n'oublierons pas qu'il est des cas, bien avérés pour nous, où les troubles plus ou moins profonds des fonctions de l'estomac, n'entraînent pas nécessairement l'existence d'une altération de son organisation ; ce qui ressort, d'une manière bien évidente, des méthodes thérapeutiques qu'on leur oppose avec le plus d'avantage. « Car, dit le professeur Rizueno d'Amador, l'expérience clinique peut toujours parler là où la symptomatologie, l'étiologie, etc..., se taisent. »

Ainsi dans les deux observations empruntées à la pratique de M. Récamier, on avait diagnostiqué une altération positive de l'estomac. Les vomissements opiniâtres, les douleurs épigastriques, l'inutilité de la méthode thérapeutique employée semblaient évidemment conduire à ce diagnostic. Eh bien ! de l'efficacité d'un traitement opposé il résulta nécessairement que tous ces symptômes effrayants n'étaient que des phénomènes dynamiques qui simulaient une lésion organique. L'observation suivante peut en fournir encore une nouvelle preuve.

OBSERVATION VINGT-NEUVIÈME.

Pendant son séjour à Janina, en 1807, le docteur Frank fut appelé chez un seigneur turc, âgé de 52 ans, qui, depuis plusieurs semaines, était atteint d'une sorte de dyspépsie. Il vomissait les aliments peu d'heures après les avoir ingérés ; il y avait en outre une constipation opiniâtre. Après un grand nombre de moyens tentés inutilement, Frank commençait déjà à craindre qu'il n'existât une affection organique, lorsqu'il s'avisa de donner 20 grains de racine de jalap, 30 grains de semen-contrà, et 6 grains de colomel, en trois prises dans les 24 heures. Dès le deuxième jour, le ventre se ramollit, les selles se rétablirent, et en peu de temps, la guérison fut complète.

CONCLUSION.

En jetant actuellement un regard sur la question proposée, nous nous demanderons si nous y avons répondu complètement.

Nous avons cherché à établir, comme la Société médicale de Tours semblait le désirer, ce que chaque école avait désigné sous le nom de

Gastrite : et de notre travail , il nous semble résulter :

1° Que Broussais ayant démontré qu'un certain nombre de groupes de symptômes, regardés jusqu'à lui comme dépendant d'un état de faiblesse de l'estomac, étaient, au contraire, liés à une inflammation de cet organe, la Gastrite phlogistique fut alors proclamée et régna d'une manière exclusive.

2° Que, dans toutes les affections, la forme inflammatoire étant de beaucoup la plus fréquente, on ne doit pas être surpris du succès que dut avoir une théorie qui partait plutôt de la considération du siége de la maladie et de sa nature inflammatoire, que de la considération de sa cause prochaine et des indications que la nature de cette cause devait fournir pour le traitement.

3° Que des observations authentiques que nous avons rapportées et des considérations dans lesquelles nous sommes entré, nous devons conclure que, dans un grand nombre de cas, où se présentent les symptômes sur lesquels Broussais a fondé la Gastrite, l'affection de l'estomac ne saurait néanmoins être toujours considérée comme une véritable inflammation , puisque, d'une part, les lésions organiques sont loin d'attester toujours sa nature phlegmasique .

et que, d'un autre côté, le traitement antiphlogistique n'est pas celui qui réussit toujours le
mieux.

4° Que toutes les affections gastriques ne
doivent pas être, par conséquent, rangées sur la
même ligne, sous le titre générique de Gastrite,
puisqu'il existe entr'elles des différences réelles,
des différences de nature intime, telles qu'elles
se refusent à un traitement identique.

5° Que, d'après le succès des diverses méthodes
thérapeutiques que l'on oppose à ces différentes
affections, nous sommes conduit à établir des
affections gastriques toutes spéciales : saburrales,
rhumatismales, syphilitiques, vermineuses; des
affections gastriques dépendant d'une fièvre érup-
tive, d'une fièvre intermittente ; des affections
gastriques par affaissement ou par dépravation
de l'influence nerveuse ; que, loin d'être toujours
irrité, l'estomac, dans un grand nombre de circonstances, est réellement affaibli, comme, par
exemple, dans les excès vénériens, dans la masturbation qui semblent avoir pour effet de modifier l'action normale des centres nerveux et de
diminuer la part d'influx nerveux nécessaire à
l'estomac pour l'accomplissement normal de ses
fonctions.

6° Que l'inflammation de l'estomac ayant particulièrement fixé l'attention dans ces derniers

temps, nous avons dû insister sur les faits qui tendent à restreindre l'importance du rôle que les physiologistes ont fait jouer à la muqueuse gastro-intestinale, tout en reconnaissant les services incontestables qu'ils ont rendus.

Fallait-il, de plus, établir le diagnostic différentiel des diverses affections de l'estomac? mais, comme nous l'avons prouvé dans le cours de ce travail, ces affections, quoique de nature différente, se rapprochent et se confondent quelquefois, soit par les symptômes qui révèlent leur existence, et qui n'appartiennent pas plus exclusivement aux unes qu'aux autres, (car, avec un fond identique, les maladies peuvent revêtir les formes les plus variées, comme le prouvent les ano malies de la goutte et de la syphilis) soit par l'identité des causes occasionnelles qui leur donnent naissance, soit en raison de l'état dans lequel se trouve l'estomac après la mort, ce qui doit nous porter à conclure que souvent la nature des affections gastriques ne peut être éclairée que par la considération des méthodes thérapeutiqnes qu'on leur oppose avec le plus d'avantage.

Nous terminerons en disant que les affections gastriques sont extrêmement communes; car elles existent non seulement quand l'estomac est gorgé de sang, et que ce sang combiné avec les tissus les endurcit et les ramollit, ce qui réduirait la gastrite à l'état d'un estomac phlogosé, vu sur le cadavre; mais encore toutes les fois que cet organe manifeste une altération quelconque par quelque désordre fonctionnel local ou par quelques phénomènes généraux, pourvu que l'estomac soit le point de départ des accidents.

Ainsi il y aura affection gastrique, non seulement quand la langue sera rouge, lancéolée, et qu'il existera en même temps une douleur vive à l'épigastre, avec réaction fébrile plus ou moins considérable, ce qui constitue la gastrite inflammatoire; mais l'affection gastrique existera encore quand la langue sera sans rougeur, mais saburrale; qu'il surviendra des nausées, du dégoût pour les aliments, qu'il y ait ou non, en même temps, des désordres organiques ou fonctionnels dans d'autres appareils d'économie; mais alors ce sera une affection gastrique saburrale.

Il y aura probablement gastrite inflammatoire quand l'enduit épais qui recouvre la langue sera pointillé de rouge et qu'il existera un vif désir des boissons acidules et végétales; quand les fonctions seront anéanties, prostrées; quand il existera un dégoût très-prononcé pour les substances animales; quand les douleurs locales seront obtuses, continues, s'exaspérant par le toucher sur la région épigastrique; quand les battements du cœur seront pénibles ; qu'à un état fébrile se joindra de la tristesse, de l'abattement, un teint profondément altéré, du dévoiement et de l'amaigrissement. Dans l'énumération de ces phénomènes morbides, nous trouvons les caractères d'une gastrite aiguë ou chronique.

Il y aura encore affection gastrique, quand il existera un trouble des fonctions du système nerveux indiqué par un état d'exaltation, de désordre ou de perversion de la force vitale. Quand, par exemple, l'organisme supportera mal le chaud et le froid, la lumière, le bruit, les odeurs, surtout s'il a été débilité par l'inanition ou par des émissions sanguines abondantes. Mais alors ce sera une affection gastrique nerveuse, caractérisée par l'idiosyncrasie du sujet, par la perversion du goût, les bizarreries de l'appétit ; par des douleurs épigastralgiques exagérées, mobiles, intermittentes, erratiques ; par des étouffements, des frissons, des vapeurs ; par des palpitations et des battements à la région épigastrique, aux hypocondres ou dans quelque autre partie de l'abdomen, quelquefois tellement prononcés qu'ils pourraient en imposer pour l'existence d'un anévrysme de l'aorte abdominale ou du tronc cœliaque, erreur que Laënnec avoue avoir commise lui-même conjointement avec Bayle. Un symptôme bien remarquable encore,

c'est souvent l'absence de fièvre, malgré les accidents les plus graves.

Il y aura encore affection gastrique dans ces
états morbides de l'estomac qui se manifestent
sous l'influence d'une cause spéciale, comme dans
les empoisonnements, dans les affections gastriques rhumatismales, goutteuses, etc...; mais
ce seront des gastrites d'une nature tout-à-fait
différente et qui ne céderont pas au même mode
de traitement.

Sans doute il n'est pas toujours aisé de distinguer les unes des autres ces diverses affections, et
on sent souvent le besoin d'un instrument ingé-
nieux qui, comme le stéthoscope, nous permet
tant de lire dans la profondeur de l'organisation,
substituerait aux signes fonctionnels toujours
vagues, des signes pathognomoniques distincts et
des indications physiques directes; mais la constitution médicale d'un côté, et de l'autre, l'expérimentation clinique nous seront d'un grand
secours dans les cas difficiles.

La thérapeutique, en effet, peut quelquefois,
à elle seule, parvenir à des résultats que tous
les autres moyens d'investigation n'avaient pu
atteindre.

Ainsi quand on ne sera pas bien certain d'avoir
à traiter une affection gastrique inflammatoire ou
saburrale, une affection gastrique nerveuse ou

rhumatismale , syphilitique ou goutteuse , on pourra faire des appels à l'organisme, qui souvent finira par donner une réponse satisfaisante.

Car la thérapeutique admet des méthodes de tâtonnement; et, dans les cas douteux, les indications peuvent se tirer de ces essais, par les *juvantibus* et les *lædentibus* d'Hippocrate. C'est un principe dont les anciens faisaient un grand usage; et les moyens curatifs, employés d'abord comme par voie d'épreuve, mais avec beaucoup de ménagement, doivent être regardés comme une des grandes sources d'indication. C'est ainsi, en effet, que quelques grains de mercure, quelques doses de quinquina ont fait reparaître des syphilis mal traitées, des fièvres intermittentes intempestivement supprimées, et que se trouve, par conséquent, justifié cet aphorisme d'Hippocrate que nous avons choisi pour épigraphe :

« *Morborum naturam curationes ostendunt.* »

FIN DU PREMIER MÉMOIRE.

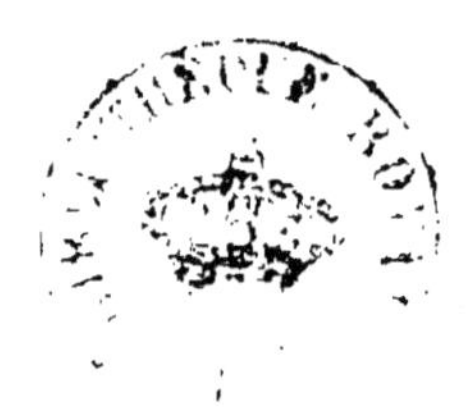

SECOND MÉMOIRE

COURONNÉ

PAR LA SOCIÉTÉ DE MÉDECINE DE LYON.

QUESTION PROPOSÉE:

« DU RÉGIME ALIMENTAIRE DANS LES MALADIES AIGUES
« ET CHRONIQUES DES ORGANES DE LA DIGESTION.

Summa Medecina non uti Medicamentis,
(CELSE.)

CHATEAUBRIANT,

IMPRIMERIE DE J.-R. CHEVALIER.

1842.

AVANT-PROPOS.

La Société Médicale de Lyon ayant mis au concours, en 1840, la question suivante : « *Du Régime alimentaire* » *dans les Maladies aiguës et chroniques des organes de* » *la digestion,* » nous lui adressâmes un Mémoire qui fut couronné dans la séance du 2 août 1841.

Heureux de l'honorable distinction que cette Société savante a bien voulu accorder à notre travail, nous n'aurions pourtant pas songé à le livrer à la publicité, si déjà les suffrages de la Société Médicale de Tours ne nous avaient déterminé à publier notre Mémoire sur la Gastrite. La question du *Régime alimentaire dans les maladies des organes de la digestion* pouvant être, en effet, considérée comme la seconde partie, ou même comme le complément de ce premier travail, nous avons pensé que nous devions les réunir dans un même volume ; mais regardant, d'un autre côté, comme une espèce de hors-d'œuvre, tout ce qui, dans le Second Mémoire, est relatif aux maladies du foie, aux affections typhoïdes, à la dysenterie, etc..., nous avons cru pouvoir en retrancher plusieurs parties, pour nous borner à ce qui a plus particulièrement rapport aux affections de l'estomac. Cependant, comme nous avions fait beaucoup de recherches qui nous ont paru offrir quelqu'intérêt, on nous pardonnera, sans doute, d'être entré, à propos des maladies de l'estomac, dans des considérations générales qui peuvent paraître, jusqu'à un certain point, étrangères à notre sujet. D'ailleurs, en réfléchissant sur ce que l'estomac, par ses connexions fonctionnelles et sympathiques, ne peut guère être séparé des autres appareils, dans l'état morbide comme dans l'état physiologique, puisqu'il n'est presqu'aucune maladie qui, d'une manière ou d'une autre, n'affecte la sensibilité de ce viscère. On s'étonnera peut-être moins de nous voir établir des préceptes généraux dont on peut faire l'application aux cas infiniment variés qui se présentent chaque jour dans la pratique médicale.

A une autre objection qni pourrait nous être adressée , de ne pas trouver dans ce travail des vues nouvelles ou des découvertes particulières , nous répondrons que notre but a été uniquement de recueillir dans les auteurs anciens et modernes les connaissances éparses sur la matière alimentaire , et d'en faire l'application la plus judicieuse possible aux maladies des organes de la digestion. Car les anciens qui ont presque tout vu, tout institué, on trouvé, sur ce sujet comme sur bien d'autres , des règles de conduite qu'il importe de connaitre , puisque la raison et l'expérience les ont également consacrées. « *Medicina non est humani ingenii partus, sed temporis filia,* » a dit depuis longtemps Baglivi. Aussi, sans être assez enthousiaste des observateurs anciens pour avancer avec Riolan que la nature aurait changé. plutôt que de reconnaitre qu'ils se sont trompés ; nous dirons, néanmoins, qu'il faut prendre garde de penser faire mieux, parce que l'on fait autrement. Sans doute la tendance incessante de l'esprit humain au changement produit quelquefois des découvertes nouvelles ; mais souvent aussi on est étonné de retrouver dans les anciens tout ce que des esprits impatients, plus éclairés par leurs propres méditations que par leurs études de l'antiquité, nous ont donné comme nouveau. « ʼCelui qui rejette tout ce qui a été fait avant lui, et, prenant une autre route dans ses recherches, se vante d'avoir trouvé quelque chose de nouveau, se trompe lui-même et trompe les autres avec lui. » (*Hipp.*) Au reste, nous conviendrons bien volontiers ici que, pour nous, la vérité de la science n'est pas plus dans Hippocrate que dans Broussais ; qu'elle est dans

tous les observateurs qui, solidistes ou humoristes, mécaniciens ou vitalistes, ont vu des malades et en ont guéri.
Car, libre de tout engagement systématique, nous ne
sommes antipathique à aucune idée qui renferme un progrès, et nous cueillons volontiers à l'arbre de la science
médicale les fruits qui nous semblent les meilleurs et les
plus beaux, quelque soit d'ailleurs le rameau qui les fournit. Comment, en effet, suivant la remarque judicieuse de
James Sims, celui qui ne lit qu'un livre ou qui ne s'attache
qu'à un système pourrait-il constater que sa méthode est
la plus avantageuse ?........

DU RÉGIME ALIMENTAIRE

DANS LES MALADIES EN GÉNÉRAL,

ET PLUS PARTICULIÈREMENT DANS LES

AFFECTIONS AIGUËS & CHRONIQUES DE L'ESTOMAC. [*]

> Summa Medicina non uti medicamentis.
> (CELSE.)

GÉNÉRALITÉS.

I.

Lorsque, remontant à la nature de l'homme si grand, si supérieur à tous les êtres qui l'environnent, nous étudions les lois de son organisation, nous nous apercevons bientôt qu'il trouve dans ses passions la source d'une foule de ma-

[*] Ce MÉMOIRE est en quelque sorte un travail nouveau, différent, sous plusieurs points, de celui couronné par la Société Médicale de Lyon.

10

ladies qui semblent plus particulièrement réservées à l'espèce humaine.

Et, en effet, de tous les animaux, l'homme est, sans contredit, le plus soumis à l'influence des causes extérieures. Sa sensibilité plus vive, plus délicate, plus étendue ; son organisation plus mobile et plus souple, le rendent plus impressionable et plus susceptible d'être modifié par les corps qui agissent sur lui. Il trouve la maladie, et dans les moindres impressions qui ébranlent son système nerveux, et dans ces émotions vives et profondes qui tiennent à l'exaltation de la sensibilité générale. Il la trouve dans ses passions, dans les excès de la bonne chair, au milieu de tous ces mets délicats qui aiguisent, par les saveurs les plus raffinées, un appétit rassasié.

« Vous vous plaignez de la multitude de vos maux, disait Sénèque aux Romains voluptueux de son siècle, comptez vos cuisiniers, car c'est d'eux qu'ils sortent presque tous. »

Aussi, en étudiant les phénomènes de la vie, voyons-nous bientôt qu'ils résultent toujours d'une foule de causes qui agissent simultanément et de concert. Car, dit Hippocrate, tout concourt, tout conspire, tout consent.

Le régime alimentaire, pour produire les effets qu'on a le droit d'en attendre, a donc également besoin du concours de toutes les causes qui peuvent agir sur les différents organes de l'économie, de toutes les circonstances qui peuvent modifier leurs intimes dispositions ; car l'homme est un, et tous les phénomènes qui font partie de son existence se rapportent les uns aux autres.

Voilà pourquoi , sans doute , les médecins anciens comprenaient, sous le nom de régime, l'usage de tout ce qu'ils appelaient les choses non naturelles. Ils rangeaient dans la même catégorie l'air respiré qu'ils regardaient comme l'aliment par excellence, *pabulum vitœ*, l'exercice, le repos, les affections de l'âme.

Considéré d'une manière générale le régime, en effet, comprend tous les objets qui peuvent contribuer à maintenir et à rappeler la santé.

J'appelle régime, dit Galien, non seulement tout ce qui regarde le boire et le manger ; mais encore le repos, l'exercice, les bains, le sommeil, enfin tout ce qui concerne l'état du corps humain.

Mais cette vue générale étant très-étendue, on s'est appliqué, dans tous les temps, à l'étude détaillée de chaque ordre de phénomènes sans laquelle celle de leur ensemble systématique est nécessairement incomplète.

En mettant au concours la question du régime

alimentaire dans les maladies aiguës et chroniques des organes de la digestion, la Société Médicale de Lyon a donc voulu isoler et considérer à part quelques points de cette diététique générale dont les anciens avaient si bien apprécié les avantages. Idée grande, pleine d'importance et d'utilité pratique ; car, dit Hippocrate, je soutiens que les recherches sur le régime sont un des objets de la médecine les plus dignes de notre attention.

Tâchons donc, pour répondre à l'appel qui nous est fait, de démontrer l'immense influence qu'exerce, dans les maladies des organes digestifs, un régime alimentaire agissant par des impressions qui se renouvellent plusieurs fois par jour. Car, sans l'usage réglé et le bon choix des aliments, nos médications seraient bien souvent impuissantes ; tandis que, grâce à un régime diététique bien dirigé on a vu souvent se guérir des affections qui avaient résisté à tous les moyens employés par l'art. Aussi Leclerc nous dit-il que la médecine serait bien plus admirable, les médecins et les malades bien plus heureux, si l'on pouvait, dans tous les cas, trouver le remède dans l'aliment et l'aliment dans le remède.

II.

Importance du Régime Alimentaire.

Il est peu de médecins qui n'aient reconnu l'influence étendue, les effets profonds et durables des aliments sur l'économie animale. C'est ainsi que des observations directes ont constaté depuis longtemps la différence qui existe entre les hommes nourris uniquement de chair animale et ceux qui ne vivent que de végétaux, de même que les effets de l'usage exclusif et longtemps continué de tel ou tel aliment sur les opérations des organes de l'intelligence et de la volonté. Newton, pendant la composition de son optique, prit, pour toute nourriture, un peu de vin, du pain et de l'eau.

Dans les premiers âges du monde, alors que la médecine, simple et dégagée de tout esprit systématique, était uniquement fondée sur l'observation, sur l'expérience et l'induction, le régime alimentaire dut être nécessairement la principale base du traitement des maladies. Car, ayant peu d'agents pharmaceutiques à leur disposition, les anciens durent etudier avec un soin tout particulier les règles du régime qui

composait presqu'à lui seul toute leur médecine.

« Ils faisaient du régime, dit Aubry, leur
principal moyen de traitement, parce qu'ils en
connaissaient mieux que les modernes l'utilité,
et que peut-être aussi ils savaient s'en servir
avec plus d'art. »

Aucun de nous n'ignore avec quel soin Hippocrate réglait l'usage des aliments et des boissons
dans le traitement des maladies. Et, depuis ce
grand homme que tous les âges ont salué du titre
glorieux de père de la médecine, nous voyons
les praticiens les plus célèbres considérer le
régime alimentaire comme un des moyens les
plus puissants de la thérapeutique ; vérité dont
il est facile de se convaincre en lisant Celse,
Héraclide, Cœlius-Aurelianus, etc.

« *Nullum tam efficax remedium habet medicina,
inquit Galenus, quod auxilium efferre queat, si
ei victûs ratio resistat, vel non adjuvet.* »

« Ceux qui savent, dit Antoine Cocchi, par
combien d'expériences on arrive enfin à cette
importante incrédulité sur les vertus des drogues,
admirent la pénétration des médecins pythagoriciens qui déterminaient le choix et la préparation des aliments, et n'employaient les médicaments qu'au dehors. »

Fernelius testatur se longiori inediâ aliquandò

morbos vel periculosissimos quosque et maximè ancipites feliciter debellasse , ubi medicamenta nequicquam fuissent adhibita.

La cure des maladies faite par le régime , dit encore Ambroise Paré, surpasse celle qui se fait par toute autre voie ; et il est plus expédient de sortir d'une maladie par un bon régime , que par médecines qui sont fâcheuses à prendre, difficiles à retenir, pénibles en leur opération.

Mais comme il serait trop long de citer ici tous les médecins célèbres qui ont pensé, avec Hippocrate, que le but essentiel de l'art était de laisser la nature agir en liberté, et de ne pas combattre ses tendances si souvent heureuses. par une polypharmacie qui peut amener de si fâcheux résultats, nous nous contenterons de reproduire le passage suivant d'un des praticiens qui ont le mieux connu les sages préceptes de la médecine antique et dont la pratique a été aussi heureuse qu'étendue.

« Il y a déjà bien des siècles, dit Aubry, que la médecine expérimentale apprit à Hippocrate que la nature est le premier médecin , *natura est morborum medicatrix* ; et si mon témoignage particulier , ajoute-t-il, pouvait avoir ici quelque influence, je certifierais, avec toute la candeur d'une âme honnête, que, de tous les malades qui m'ont été confiés depuis que je suis médecin, j'en ai tout au plus traité le quart avec les secours compliqués de l'art ; et je me suis contenté de prescrire à tous les autres un simple régime, c'est-à-dire des boissons, des bouillons gras ou maigres selon les circonstances, particulièrement dans les constitutions bénignes. Or, j'ai toujours vu que ceux-ci guérissaient plus promptement et plus solidement que les autres. Je ne rougis pas même d'avouer que cette manière de traiter les malades m'a appris tout ce que je possède de mieux dans la médecine clinique. »

Quand nous réfléchissons, en effet, sur cette tendance spontanée des organes malades à revenir à leur état normal ; quand nous sommes chaque jour témoins d'améliorations extraordinaires dues à l'influence du principe qui nous anime, et que nous comparons l'inutilité de ces médications tant vantées avec les opérations si souvent heureuses de la nature secondée par les circonstances hygiéniques, pouvons-nous être surpris de voir les grands praticiens improuver les remèdes composés et leur multiplicité, et même plusieurs d'entr'eux avancer que l'on peut guérir toutes les maladies aiguës par les seules boissons et la diète alimentaire?

Je me croirais heureux, disait avec raison Lancisi, si je tombais malade entre les mains d'un médecin savant qui ne se décidât à faire usage des remèdes qu'après un mûr examen.

Multa scire et pauca agere; telle était la mxime de Baglivi qui s'élevait, comme Sydenham contre l'abus qu'on faisait des médicaments.

C'est ainsi qu'un célèbre praticien du siècle dernier, Desmoulin, disait en mourant à ses amis: Je laisse après moi deux grands médecins, la diète et l'eau. Pensée profonde, que nous trouvons reproduite par l'un des hommes les plus distingués de notre époque, Broussais, qui dans ses phlegmasies chroniques s'exprime ainsi : « Avec le régime, on pourra souvent se passer de tous les médicaments; tandis que, sans son aide, on obtient fort peu de guérisons, malgré l'emploi des spécifiques les plus vantés. »

Nous voyons déjà toute l'importance que les grands praticiens ont attachée de tout temps aux règles diététiques, c'est à-dire à l'emploi raisonné et méthodique du régime alimentaire; car la diète (de DIAITAOMAI, *suivre un genre de vie*), était pour les anciens le mode le plus convenable de soumettre les aliments et les boissons aux règles thérapeutiques établies, de les employer comme les remèdes les plus doux et les plus analogues à la position des malades; tandis que les modernes ont prescrit des règles de jeûne et d'abstinence, plutôt que de diète ou de régime.

Et cela est si vrai que, par le mot diète, on entend ordinairement aujourd'hui la privation des aliments et quelquefois même des boissons. Nous distinguerons donc, avec Celse, deux sortes de diète : l'une où le malade ne prend absolument rien, c'est ce que nous désignerons par le mot abstinence; l'autre où il ne prend que ce qu'il convient, et c'est le sens que nous attacherons au mot diète. Mais, avant d'aborder la question proprement dite, jetons un coup d'œil sur la propriété nutritive des aliments, sur leurs effets physiologiques et leur digestibilité. C'est une introduction à ce que nous aurons à dire; car il est nécessaire d'avoir une connaissance aussi exacte que possible des divers effets des aliments sur l'économie animale, afin de pouvoir les administrer à propos : *Pertinet ad rem omnium proprietates nosse.* (Celse.)

III

Propriété nutritive des aliments.

§. I. On a beaucoup discuté, depuis Hippocrate qui regardait la matière alimentaire comme identique dans toute la nature, pour savoir s'il n'existait pas, dans les substances alimentaires,

un principe nutritif unique et qui méritât, à l'ex-
clusion des autres principes, le nom d'aliment
par excellence. *Alimentum unum, alimenti species
multæ.* Sa nature, qu'on a prétendu tour-à-tour
être mucilagineuse, sucrée ou acide, a occupé
nos plus habiles physiologistes, et, entr'autres,
Stahl, Juncker, Hallé, Lorry, Dumas, etc.
Mais, malgré leurs travaux et ceux de nos plus
célèbres chimistes, il n'est pas encore établi
comme point incontestable, que le principe alibile soit toujours le même, et surtout que ce
soit un corps simple. Dirons-nous, en effet, avec
Proust, que le carbone est le principe nutritif
proprement dit? avec Stahl ou Lorry, que c'est
un principe amylacé fermentescible? ou même,
avec quelques autres, que c'est l'eau pure ou
l'eau chargée de quelques sels? Sans doute le
problème physiologique serait alors singulièrement simplifié; mais tant que nous voudrons,
dominés par des idées matérialistes, assimiler les
phénomènes physiologiques aux phénomènes
physiques sans voir qu'au delà de ces phénomènes
il existe une puissance dont ils émanent, en
vain nous invoquerons toutes les forces de la
physique et de la chimie pour résoudre un problème physiologique, nous n'en viendrons jamais
à bout. « C'est la force vivante de l'organisme, dit
Burdach, qui transforme la matière contenue

dans les aliments d'une manière correspondante
à sa nature. »

Les organes, en effet, ne peuvent s'approprier
immédiatement les substances alimentaires, sans
leur faire subir auparavant un travail d'élaboration qui les convertit en suc vital, qui les iden-
tifie avec la matière qui nous compose. Or cette
puissance assimilatrice de l'organisme dont
l'action nous échappe et qui est le fait capital de
l'organisation, le mystère de la vie, ne s'explique
ni par l'électricité, ni par l'affinité, ni par la
capillarité, pas plus que les effets qui dérivent
de l'organisation elle-même, tels que le sentiment, le mouvement, la circulation, etc.

La physique et la chimie nous diront-elles
pourquoi les aliments, après l'acte préparatoire
de la digestion stomacale, donnent toujours,
quelque diversifiés qu'ils soient, un chyle pareil
pour eux tous? comment une même composition
chimique se développe sous l'influence d'une
nourriture diverse? Comment une nourriture
identique procure néanmoins une composition
chimique spéciale pour chaque espèce d'animal?
comment enfin les abeilles forment du miel avec
des plantes vénéneuses?

§. II. — Quelque soit, au reste, le principe
auquel les aliments doivent leurs propriétés nutritives, si nous cherchons à apprécier en quels

degrés existe cette puissance dans les divers genres de substances qui servent à la nourriture de l'homme, nous voyons que les deux règnes fournissent la matière alibile, mais que c'est le règne animal qui la donne en plus grande abondance. Les expériences de Marcet, Denis, Dupuytren, Lallemand, soit sur les animaux, soit sur les individus affectés d'anus contre nature, nous ont effectivement démontré que les aliments tirés du règne animal possèdent une puissance réparatrice bien supérieure à celle fournie par la nourriture végétale : ce qui pouvait, au reste, être admis à priori. Aussi Hippocrate avait-il remarqué que les chairs des animaux sont beaucoup plus nourrissantes que les substances végétales, qu'elles reparent et soutiennent d'avantage les forces. *Maximum alimentum sub minimâ mole.* Mais si les substances végétales nourrissent moins que les substances animales, serait-ce parce que la proportion de carbone est plus considérable dans les premières, et que l'azote est contenu en bien plus grande quantité dans les autres?

Toute substance animale et végétale, se réduit, en dernière analyse, d'après les chimistes, à 3 ou 4 éléments, l'oxygène, l'hydrogène, le carbone et l'azote ; et les principes immédiats des substances organiques regardées comme alibiles , sont, pour les végétaux comme pour les animaux, des matières non azotées ou azotées, telles que l'amidon, la gomme, le sucre, l'huile grasse; l'albumine végétale, le gluten et la fungine pour les premiers; et pour les seconds, la fibrine, l'albumine, la gélatine, l'osmazome, le caséum qui contiennent de l'azote; la graisse et le sucre de lait qui n'en renferment point.

Mais ne faut-il donc rien de plus aux animaux et à l'homme pour se nourrir? Et les iatrochimistes les physiciens et les mécaniciens feront-ils de la physiologie avec des cornues, des acides, des alcalis, etc.? voyons plutôt.

De petits chiens nourris par Magendie avec une substance réputée nutritive mais non azotée, comme le sucre, l'huile ou la gomme, n'ont pas vécu au-delà de 30 à 36 jours. D'un autre côté, des chiens nourris par Model et Parmentier avec du gluten exclusivement n'ont eu, à peu près, que la même durée d'existence *. Bien plus, des expériences faites avec soin ont prouvé l'insuffisance non seulement de la gélatine, sous quelque forme qu'on essayât de la donner, comme nourriture unique à des chiens; mais même, celle

---

* Cependant, dans les dernières expériences sur la gélatine, on a trouvé que le gluten, tel qu'on l'extrait de la farine de froment ou de maïs, satisfaisait à lui seul à une nutrition complète et prolongée.

de plusieurs autres substances en apparence éminemment nutritives, telles que l'albumine, la fibrine et les matières grasses.

Que prouvent ces expériences de Magendie? c'est que les animaux comme l'homme se degoûtent du même aliment, et qu'une seule et même substance ne peut suffire longtemps à les nourrir.

Ce n'est point, en effet, un principe unique, binaire, ternaire ou quaternaire qui produit l'alimentation; ce sont tous les principes ou tous les corps organiques qui concourent à cet effet, lequel est en lui-même et dans son essence un acte de la vie. Aussi l'observation nous en apprend-elle plus à cet égard que toutes les expériences du laboratoire.

N'oublions pas, au reste, que, pour être exactes, les expériences doivent être faites au milieu des conditions où se trouvent les êtres vivants qu'on étudie, et non pas en les privant d'air, de soleil et de mouvement.

Ainsi, tandis que M. Magendie nous dit qu'un chien, mangeant à discretion du pain blanc de froment pur et buvant de l'eau commune à volonté, ne va guère au delà de cinquante jours; que MM. Edwards et Balzac ont expérimenté que le régime du pain et de la gélatine est insuffisant pour une bonne nourriture; on prétend que certains peuples ne vivent que de riz, qu'il est des nègres qui ne se nourrissent qu'avec le vesou ou le suc brut de la canne à sucre. Hasselquist, dans l'histoire de son voyage du Levant, rapporte qu'une caravane qui allait d'Ethiopie en Egypte ayant consommé toutes ses provisions, ne subsista, pendant 2 mois, que de gomme arabique dissoute dans l'eau.

Linné assure que plus de cent hommes renfermés dans une place assiégée, n'ont vécu que de gomme pendant 2 mois.

Quoiqu'il en soit de l'exactitude de ces observations; sans rechercher ici si ces substances étaient bien pures de tout mélange, ou si encore celles qui suffisent à l'alimentation de l'homme sont insuffisantes pour les animaux, toujours est-il que, généralement parlant, aucun des produits immédiats organiques azoté ou non azoté pris d'une manière exclusive ne peut suffire pendant long-temps à l'alimentation; et que ces substances, pour être nutritives, doivent être associées de différentes manières. C'est ainsi que le pain renferme en abondance du sucre, de l'amidon et du gluten; que la viande est riche en sucre, en albumine, en fibrine, etc. Il n'est pas enfin jusqu'à la tige que ronge l'insecte, jusqu'au champignon où s'emprisonne la larve, qui ne contienne la substance saccharine associée à la substance glutineuse ou albumineuse.

§. III. — **Des faits irrécusables nous ont appris,** en outre, que peu d'individus seraient capables de traîner bien loin leur existence , s'ils étaient condamnés à ne vivre que d'une espèce d'aliment.

Ainsi nous savons quelle fut la triste récompense des essais généreux du docteur Stark qui voulut se soumettre à un régime uniforme.

Haller, désirant connaître les effets d'une diète végétale continuée pendant longtemps, en éprouva toujours un affaiblissement général : « *Semper sensi debilitatum universum corpus ad labores, ad venerem inertius.* »

M. Gaspard a vu en 1817, pendant la famine, la diète des végétaux herbacés produire une diathèse séreuse générale. (*J. Physiolog. De Magend.* t. 1, p. 237.)

Enfin Fodéré rapporte aussi, (*Essais de Physiolog.*, t. 3), que les habitants du département des Alpes maritimes, lorsqu'ils ne se nourrissent que de figues sèches, à défaut de céréales, deviennent blêmes , faibles et valétudinaires ; et que des enfants qui n'avaient mangé, pendant toute une journée, que du sucre en grande quantité, furent attaqués de fièvre avec une éruption cutanée et des furoncles.

Aussi , quoiqu'en aient dit Plutarque et tous les philosophes pythagoriciens, la diète végétale ne saurait convenir à tous les hommes, pas plus qu'une nourriture prise exclusivement parmi les substances animales. La variété des aliments exerce sur l'homme comme sur les animaux la plus salutaire influence, et leurs combinaisons accroissent la digestibilité autant qn'elles flattent le palais. Si donc il est vrai que les athlètes de la Grèce ne se nourrissaient que de blé et de fromage ; qu'il existe encore aujourd'hui des sectes religieuses et certains peuples, tels que eeux de la Nouvelle-Espagne, les habitants de l'île de Pàques, qui vivent uniquement de végétaux ; convenons du moins qu'une diète végétale exclusive a souvent des inconvénients qui dénotent son infériorité réparatrice ; soit que ces inconvénients dépendent de l'habitude que l'on a contractée de se nourrir de substances animales ; soit que, dans certaines circonstances, elle soit réellement impropre à la nutrition en entraînant des acides dans les premières voies, en déterminant des flatuosités, le défaut d'énergie musculaire, etc.

Au reste l'usage unique des aliments d'un seul genre produit bientôt le dégoût, et le professeur Magendie conclut de ses expériences que « la diversité et la multiplicité des aliments est une règle d'hygiène fort importante qui nous est d'ailleurs indiquée par notre instinct et par la variation que les saisons apportent dans la nature et l'espèce des substances alimentaires. »

IV.

Effets physiologiques des Aliments.

Toute matière susceptible de s'assimilier à nos organes, capable par conséquent de fournir les matériaux nécessaires au renouvellement et à l'accroissement du corps, afin que les fonctions s'exécutent d'une manière convenable, doit être regardée comme aliment.

C'est le règne organique qui fournit à l'homme les substances nutritives ; le règne minéral n'offrant que des condimens ou des assaisonnements, mais aucune substance d'animalisation. Aussi n'existe-t-il aucun être vivant, quelque rang qu'il occupe dans l'échelle animale, qui puisse se nourrir exclusivement de matière minérale. Les lombrics terrestres eux-mêmes cherchent dans la terre qui semble leur servir d'aliment, les matières organiques qui s'y trouvent mêlées et qui fournissent à leur nourriture.

Destinés à réparer les pertes subies par l'organisme les aliments, afin d'atteindre ce but, doivent réunir toutes les qualités nécessaires pour être en rapport avec le degré de force ou de faiblesse des organes qui vont se les assimiler. Il importe donc beaucoup au praticien, lorsqu'il accorde de la nourriture à des malades, d'estimer, en quelque sorte, la quantité de liqueur chyleuse que fournissent les aliments, et de se représenter les effets organiques qui vont suivre cette nutrition. Il est des cas, en effet, où il convient d'employer des substances très-chargées de principes nourriciers qui puissent donner en abondance des éléments alibiles; tandis que, dans d'autres circonstances, il est utile d'apaiser la faim qui tourmente le malade, sans pour ainsi dire le nourrir; d'occuper son estomac avec un aliment léger, peu substantiel, qui ne fournisse qu'une très-petite proportion de chyle. Aussi Hippocrate avait-il bien distingué la puissance nutritive de l'aliment, *potentia alimenti*, de son volume matériel, *moles alimenti*.

Mais comme les aliments jouissent de diverses propriétés spéciales, puisqu'ils agissent sur l'économie non seulement suivant la quantité dont on en fait usage, mais aussi suivant leurs principes constituants, le régime a été diversement qualifié selon le but que l'on se proposait d'atteindre.

Nous ne chercherons donc pas à former une classification qu'un grand nombre de circonstances, telles que la composition complexe des des matières organiques, les variations de cette composition suivant le dégré de maturité des végétaux, suivant l'âge des animaux, etc., rendraient incomplète et défectueuse, et nous nous bornerons à établir deux grandes divisions susceptibles toutefois de beaucoup de subdivisions.

§. I. — *Diète végétale.*

La nourriture végétale se trouve aussi pure que possible dans les sucs acidules et le feuillage des plantes, tandis que les racines, les fruits et surtout les graines oléagineuses et amylacées sont plus animalisées. Les premiers sollicitent fort peu la force digestive et passent bientôt dans l'intestin sans avoir changé de couleur ni de forme (Lallemand). Aussi parmi les végétaux les corps farineux sont-ils généralement reconnus pour être beaucoup plus substantiels ; et spécialement le froment qui, de toutes les céréales, contient le plus de gluten, matière qui est, en quelque sorte, pour les aliments féculents, ce qu'est l'osmazome pour les aliments fibrineux.

A. — *Diète féculente.*

« Le lait et la fécule végétale, dit Broussais, seront toujours le meilleur aliment de tous pour les individus qui ont besoin d'une abondante et facile nutrition. »

L'alimentation féculente, en effet, si libéra-
lement répandue dans la nature, est très-subs-
tantielle, la fécule étant pour les végétaux ce
que la fibrine est pour les animaux.

Les aliments féculents, *alimenta generis valen-
tissimi*[(Celse), conviennent donc particulièrement quand on veut soutenir les forces organiques
et prévenir leur épuisement, car ils nourrissent
beaucoup sans développer trop d'irritation. Etant
effectivement presqu'entièrement assimilés ils
laissent peu de résidu après la digestion, et produisent, par conséquent, une sorte de constipation qui tient à leur vertu nutritive.

Cette alimentation qu'on peut rendre très-
agréable en l'associant au lait, aux œufs, au sucre,
etc., jouit surtout d'un avantage bien précieux
dans le phlegmasies chroniques des muqueuses
du tube digestif.

De plus, identiques quant à leur nature essentielle, ces aliments peuvent facilement se sup-
pléer les uns les autres. C'est ainsi que la fécule
de pommes de terre remplace au besoin l'arowrot.
Elle lui est même supérieure, en ce qu'elle n'est
jamais altérée, qu'elle est d'un goût plus agréable
et d'une plus facile digestion, lorsqu'elle est
convenablement aromatisée, comme Parmentier
s'en est assuré un des premiers.

Quant au sagou, c'est certainement un restaurant analeptique très-précieux pour les estomacs délicats, les sujets affaiblis et les convalescents ; aussi le mêle-t-on souvent aux chocolats si vantés pour donner de l'embonpoint. Il exige toujours une longue cuisson, à moins qu'on ne prenne la précaution de le laisser auparavant macérer plusieurs heures dans de l'eau froide.

B. — *Diète mucilagineuse.*

Les aliments mucilagineux sont moins nourrissants et d'une digestion plus difficile que les précédents. Celse les appelle *alimenta imbecillimæ materiæ*, parce qu'ils recèlent peu de principes alibiles. Ceux, en effet, qui ne se nourrissent que de légumes où domine le principe mucilagineux, ont, en général, un sang fluide, peu plastique ; *sanguinem debilem faciunt*, dit Hippocrate. Ils produisent à la longue dans l'organisme une débilité profonde ; *quamdam debilitatem inducunt*. Utiles quand il existe dans les tissus une trop grande énergie avec exaltation des forces vitales, ils peuvent cependant par un usage trop prolongé, laisser l'estomac dans un état complet d'atonie qui nécessite alors une alimentation plus stimulante. Si quelques-uns d'entr'eux paraissent d'une digestion facile et semblent relâcher le canal intestinal, c'est qu'il le traversent sans être digérés, comme les expériences du docteur Lallemand, dans les anus contre nature, l'ont prouvé pour les épinards.

Comme cette alimentation est peu nutritive, et qu'en général elle n'excite presque pas la muqueuse de l'estomac ou du moins la force assimilatrice de ce viscère, Boërhaave la conseillait dans toutes les maladies qu'il attribuait à la fibre sèche et trop élastique. Galien, fatigué par l'assiduité du travail, se servit, avec avantage, de la laitue cuite pour se procurer du calme et du sommeil.

Remarquons ici la différence qui existe entre une boisson mucilagineuse et les tisannes chargées de fécule. Ces dernières sont infiniment plus nourrissantes. Cependant n'oublions pas que la gomme arabique peut aussi se convertir en chyme ; et s'il y a de l'exagération à dire, comme on l'a avancé, que 120 grammes de cette substance nourrissent autant que 500 grammes de pain, toujours est-il que Hassequilst, dans l'histoire de son *Voyage du Levant*, rapporte qu'une caravane ne subsista, pendant deux mois, que de gomme arabique dissoute dans l'eau ; et Lind assure que des villes entières de nègres s'en nourrissent, quand il survient une disette.

C. — La diète huileuse est relâchante et peu

reparatrice. Aussi les aliments de cette classe sont-ils loin d'être toujours complètement assimilés, et diminuent-ils l'énergie des forces vitales. Sans doute Celse les conseille pour donner de l'embonpoint ; mais s'ils fournissent beaucoup de chyme, quand ils sont convenablement digérés, il n'en est pas moins vrai que souvent aussi ils débilitent l'appareil digestif. et rendent le pouls moux, lent et faible, en enlevant son énergie à l'appareil circulatoire.

Si la puissance relâchante que possèdent les aliments huileux les rend très-nuisibles dans les affections chroniques avec infiltration cellulaire, bouffissure, etc..., ils peuvent aussi procurer de grands succès dans ces affections chroniques où il existe déjà un commencement de marasme, de consomption, avec une complexion sèche, irritable, un pouls vif et fréquent.

C'est ainsi que le chocolat, pris sans aromate, comme nourriture habituelle et presqu'exclusive, s'est montré avantageux dans les maladies dont nous venons de parler par sa vertu émolliente et adoucissante.

§. II. — Les aliments désignés comme moitié végétaux et moitié animaux, tels que le lait, les œufs, les chairs tendres des jeunes animaux et des poissons blancs et délicats, sont nourissants, mais ils ne sont souvent digérés par l'estomac que lorsqu'on y joint un condiment approprié. Quelques-uns, tels que les blancs d'œuf, doivent être très-divisés et étendus de beaucoup d'eau, ce qui empêche leurs molécules de trop se condenser par la coction, et alors ils sont très-salubres et promptement digérés.

Le sucre qu'on leur associe ordinairement augmente encore leur qualité nutritive, car la matière saccharine est très-riche en principes alibiles, puisque l'on prétend que 60 à 90 grammes de sucre équivalent environ à autant de pain. Aussi les aliments sucrés, qui sont très-nourrissants et très-salubres, deviennent-ils très-échauffants quand ils ne sont pas étendus, puisqu'ils irritent les voies digestives.

§. III. — *Diète animale.*

Les chairs des animaux, comme nous avons déjà eu l'occasion de le remaquer, contiennent, sous le même volume, une substance alibile beaucoup plus concentrée que celle fourni par les aliments végétaux. La nourriture animale est de digestion plus facile que la nourriture végétale, en ce sens qu'acquiérant de bonne heure une forme rapprochée de celle du sang, elle se résout plus facilement en ses principes constituants.

La diète animale convient donc spécialement

aux individus faibles et languissants, quand les forces de l'estomac la permettent ; aux santés appauvries par la maladie et les privations. Ces aliments substantiels et réparateurs jouissent, en effet, d'une grande efficacité dans ces affections chroniques où l'appareil gastrique affaibli a besoin d'une impression tonique.

N'oublions pas toutefois que si , d'un côté, les vaisseaux chylifères retirent de ces aliments une grande abondance de matériaux réparateurs, les tissus organisés, d'un autre côté, ne sont jamais parfaitement solubles par les forces digestives, et qu'ils laissent toujours, sur la surface muqueuse intestinale, un résidu qui, dans les maladies inflammatoires, mêlé avec la bile et le mucus que la phlogose rend abondants, subit une décomposition putride, stimulant trop fatigant alors pour les membranes enflammées.

Cette alimentation est d'autant plus excitante que les chairs sont plus animalisées. Or la chair et le sang des animaux à sang chaud nous donnent au plus haut dégré la nourriture animale. Nous la trouvons abondamment dans les chairs noires du chevreuil, dn daim de la bécasse, pénétrées de beaucoup d'osmazome ; tandis que les chairs blanches des jeunes animaux, les poissons et surtout les animaux sans vertèbres, nous offrent une alimentation qui se rapproche de la nourriture végétale.

Le bouillon de veau et celui de bœuf auront donc des propriétés bien différentes ; l'un étant gélatineux, l'autre contenant beaucoup d'osmazome. C'est ce que l'expérience avait démontré à Sydenham qui, ne connaissant pas les principes chimiques qui distinguent ces deux espèces de bouillon, avait néanmoins reconnu que l'un était excitant et devait être placé parmi les cordiaux, tandis que l'autre calmait la disposition morbide des organes, en modérant l'ardeur fébrile et en rendant la liberté aux forces que la maladie tenait opprimées. Au reste les qualités réparatrices et stimulantes des aliments fibrineux varient en raison du climat, de la nourriture, de l'âge, et même des différentes parties de l'animal. *Sicciora sunt quæ fœno ad pastum utuntur iis quæ herbis... Ex ipsis autem animalibus carnes illæ fortiores sunt quæ optimè exercentur*. (Hipp... *De Diætâ*).

§. IV. — Plus on étudie les propriétés des aliments et plus on s'apperçoit que l'on peurrait, à l'aide seulement des agents nutritifs, déterminer dans l'économie malade, les modifications salutaires que l'on va souvent demander à la matière médicale. C'est ainsi qu'il y a des aliments qui, outre la faculté de nourrir, possèdent

encore une vertu astringente, apéritive, diuré-
tique, etc.. Il est donc important d'étudier leurs
proprétés médicinales, afin de les approprier
aux indications particulières qui s'offrent dans
chaque affection, et d'avoir, comme dit Hippocrate, *in alimento medicamentum.* C'est ainsi ,
pour en citer un exemple, que le lichen d'Islande,
mucilage combiné par la nature avec un extrait
amer et un principe astringent, est un véritable
spécifique de certaines anorexies. C'est, au reste,
un précepte donné par Arétée : *Alimenta varia
sunto ; specieque medicamentis similia ; quin etiam
in cibo medicamenta reperiantur !*

Mais n'oublions pas que les substances alimentaires, tant animales que végétales, éprouvent
des modifications importantes par les préparations que leur fait subir l'art culinaire , et par
les assaisonnements qui leur sont ajoutés. C'est
ainsi que les chairs blanches, fades, glaireuses ou
muqueuses ; que les légumes insipides, farineux,
mucilagineux jouissent de propriétés différentes,
suivant qu'on en relève la saveur par l'addition
de substances stimulantes et de haut goût ; suivant
encore qu'on opère le mélange et la combinaison
des substances végétales et animales. Telle serait
même l'importance des aissaisonnements que,
d'après les résultats obtenus par Rumford sur la
nourriture des pauvres pendant plusieurs années,

il paraîtrait que l'alibilité d'un aliment dépend moins de la quantité de ses principes nutritifs que du choix des condiments et du mode de préparation par le feu.

V.

Des qualités digestives et des effets généraux des aliments.

Si le bon ou le mauvais état du corps, si l'harmonie ou les discordances qui règnent dans les fonctions , dépendent, en grande partie, du régime, on conçoit parfaitement que les substances alimentaires doivent réunir toutes les conditions nécessaires pour produire dans l'économie animale les modifications particulières soit instantanées et immédiates, soit consécutives et durables que nous attendons de leur élaboration. Mais ces effets importants ne varient pas seulement suivant la nature des aliments et leur préparation culinaire, mais encore suivant diverses conditions organiques générales ou individuelles qu'on ne doit pas négliger dans la pratique de l'art médical. « Car, dit Celse, en médecine, la règle générale peut bien être absolue et constante ; » mais il ne s'en suit pas qu'elle ne souffre aucune » exception dans la pratique. » (*De Med. li.* 6, 8 , cap. 12.)

Aussi les expériences ayant pour but de déterminer la digestibilité comparative des divers aliments, ont-elles toujours échoué en présence des difficultés qui naissent de l'état individuel ou même seulement momentané de la vie (Burdach). La digestibilité d'un aliment est par conséquent sujette à une foule de nuances et d'alternatives. C'est ainsi que le docteur Londe a remarqué, chez les individus atteints d'anus artificiel, que les substances végétales qui d'ordinaire traversent l'intestin sans éprouver de changement, se transforment en chyme après une abstinence sévère et quand on les mange en petite quantité. Voilà pourquoi les expériences de Beaumont et de Schultz sont tout-à-fait contradictoires.

Il est donc d'une haute importance, quand il s'agit de prescrire un régime alimentaire à un malade, d'étudier son tempérament, de consulter ses goûts, de connaître ses habitudes, d'avoir égard aux saisons et au climat. « Toutes choses, suivant Hippocrate, qui peuvent établir autant d'exceptions qu'il peut se trouver de variétés. » *Antè omnia, corporis naturam scire convenit.* (Celse)

A. — Ainsi une nourriture qui, dans un estomac doué d'une grande somme d'énergie, se transforme rapidement en chyme, séjournera lente et indigeste dans un estomac sans chaleur, et pourra même y contracter des qualités vicieuses.

« Une chose incommode l'un, dit Hippocrate, et fait du bien à un autre, parce qu'un corps diffère d'un corps, une constitution d'une constitution, un aliment d'un aliment. »

Chaque tempérament, en effet, entraîne avec lui une disposition particulière à laquelle, dans les maladies, on ne peut se dispenser d'avoir égard pour la prescription du régime, à un tel point que Galien disait que la connaissance des tempéraments nous rendrait semblables aux Dieux.

Nous savons tous, par exemple, qu'il est des individus à diathèse pour ainsi dire sanguifiante, chez lesquels le sang semble se former aux dépens de toutes les humeurs, tandis qu'il en est d'autres doués d'une grande sensibilité, dont la mobilité et l'excitabilité nerveuses augmentent en raison des pertes de sang.

Eh bien! aux premiers, il faudra un régime sévère, même pendant la convalescence, surtout quand la maladie aura été courte; car on peut leur appliquer cet aphorisme d'Hippocrate: *impura corpora quò magis nutriveris, eò magis lædes*; tandis qu'aux autres, il faudra une diète moins austère, proportionnée à l'état des forces et à l'intensité de la maladie.

Galenus dicebat : longæ inediæ his, qui calorem habent ad igneam naturam propensiorem, præter

alia mala, febrem afferunt... homines biliosi come-
dere solent, si non prandent ægrotant.

« Ceux qui ont de l'embonpoint, des chairs
flasques et des couleurs vives, dit encore Hippocrate, feront mieux de suivre un régime sec ;
les gens maigres, au contraire, dont la fibre est
rude, s'accomodent mieux d'une nourriture plus
douce et plus humectante prise à de moindres
intervalles. »

Chaque individu ayant sa manière particulière
de vivre et de sentir, son attitude propre quand
il souffre, il est donc important de se familiariser
avec la physionomie et le langage de chacun.

B. — « Les goûts particuliers que la nature
inspire dans certaines affections, sont des indications souvent salutaires et qu'il est du devoir
du vrai médecin d'écouter réligieusement (*Vans-*
wiéten, Com. t. 2. p. 231). »

Aussi est-il quelquefois prudent de consulter,
pour le régime alimentaire, les dispositions ac-
tuelles d'un malade, ses goûts, et de ne pas
toujours contrarier cet instinct qui le porte à
désirer tel aliment plutôt que tel autre.

Le sentiment propre de l'estomac ne contribue
pas peu, en effet, à la digestion des substances
alimentaires.

Les aliments qui plaisent au goût, quand bien
même ils seraient mauvais par eux-mêmes, sont

néanmoins préférables à des aliments moins agréables , encore bien que ceux-ci seraient meilleurs par eux-mêmes, a dit Hippocrate.

C'est que les aliments qui flattent le palais et qu'on prend avec plaisir, sont plus intimement mêlés avec la salive et se dissolvent plus complètement et plus facilement dans l'estomac ; tandisque les meilleurs aliments, s'ils repugnent au goût, éludent l'action des sucs gastriques. Voilà pourquoi nous voyons, tous les jours, des personnes délicates digérer des aliments durs et compactes qu'elles mangent avec avidité, et se trouver incommodées d'aliments plus tendres, mais pour lesquels elles ont de la répugnance.

Nous savons si peu, d'ailleurs, par quelles forces s'accomplit la chymification, que nous ne pouvons guère ni apprécier ni calculer les causes qui l'empêchent de s'opérer.

L'organisme, en effet, comme le remarque Burdach, digère en vertu d'une force assimilante qui lui est inhérente. Ce qui digère, dit-il, est l'organisme vivant ; ou, en d'autres termes, la digestion a sa cause essentielle, non point dans telle ou telle partie, dans telle ou telle circonstance, mais dans la vie du tout. « *Considero autem stomachum, inquit Vanhelmont, non quidem per modum Galeni, ut sit sacchus aut ahenum nudum coquendum cibis dicatum, sed viscus vitale.*

Rappelons-nous, au reste, que pendant long-temps on donnait des stimulants aux malades affectés de gastro-entérite, malgré le désir ardent qu'ils avaient de se rafraîchir; qu'on accablait de couvertures les varioleux se plaignant de la chaleur brulante qui les étouffait, et l'observateur judicieux ne négligera pas les avertissements qui semblent donnés immédiatement par la nature elle-même. Aussi Stahl nous apprend que Thover, encore fort jeune praticien, l'emporta bientôt néanmoins sur des praticiens plus consommés qui avaient plus d'expérience, mais qui n'avaient pas la même déférence pour le goût de leurs malades.

C. — L'habitude. *A longo tempore consueta, etiamsi fuerint deteriora, insuetis molesta minùs esse solent*, a dit l'Oracle de Cos.

Ce précepte judicieux trouve fréquemment son application dans les maladies, même des organes digestifs. Il est nécessaire, en effet, de nourrir un peu plus les grands mangeurs que les autres; de ne pas toujours priver de vin celui qui a coutume d'en boire beaucoup, ni de café ceux qui en usent habituellement; car l'estomac n'est pas aussi sensible qu'on pourrait le croire au premier abord à l'impression des modificateurs auxquels il est, du reste, habitué depuis longtemps.

Aquapendente donnait à ce précepte la plus grande attention. Si son malade était accoutumé aux travaux des champs, il lui accordait du pain trempé et cuit dans du bouillon de chair de veau et de mouton; pour boisson un peu de gros vin; car il avait remarqué que l'estomac du paysan accoutumé à une nourriture grossière s'accommodait mal des mets délicats.

« Quoiqu'un aliment soit de bon suc et de facile digestion, dit Amb. Paré, il sera moins et plus tard digéré qu'un autre pire et accoutumé. Nous voyons que les paysans digèrent mieux le lard, le bœuf, aliments d'usage pour eux, qu'un poulet ou autre aliment de bon suc, lequel se gâtera dans l'estomac; tant a de vertu la coutume, laquelle rend toutes les viandes délectables, plaisantes, et sont mieux retenues dans l'estomac, sans lui donner trop de pesanteur, ni trop de travail. »

D. — La saison et le climat méritent aussi de fixer l'attention du médecin.

L'abstinence doit être généralement moins sévère et moins prolongée en hiver et au printemps que dans les saisons chaudes.

Ventres hyeme et vere naturâ sunt calidissimi, in his autem temporibus copiosiora cibaria exhibenda sunt..æstate et automno cibos difficillimè ferunt, hyeme facillimè, deinde vere.

Dans les saisons chaudes, en effet, où les

maladies des organes digestifs se font remarquer par leur marche lente et insidieuse, par leur tendance à l'adynamie, l'abstinence devra se prolonger jusqu'à ce que l'affection ait pris un autre caractère, et que la guérison se prononce d'une manière franche. L'abstinence a d'autant moins d'inconvénient alors, que la nature demande peu de chose, et que peu de chose lui suffit.

L'expérience a également appris qu'il faut moins de nourriture et qu'il la faut plus légère dans les contrées chaudes que dans les contrées froides. Ainsi Leclerc dit avoir observé que les Allemands, les Polonais, les Russes supportent difficilement une diète sévère dont s'accommodaient mieux les Géorgiens, les Persans, les Grecs qu'il a eu occasion de traiter.

P. Martian rapporte que les Egyptiens qui sont très-sujets aux maladies bilieuses, en raison du pays chaud qu'ils habitent, font grand usage des acides, de la limonade simple dans l'état de santé, et ils y ajoutent de l'eau rose dans les fièvres.

Ne remarquons-nous pas effectivement que dans ces états morbides qui se développent sous une température ardente, les acidules et les doux calmants sont plus impérieusement commandés, tandis que dans l'hiver les excitants sont plus impunément supportés ?

Aussi l'Européen qui veut continuer, sous la zone torride, son alimentation animalisée et ses boissons spiritueuses, trouve-t-il une fièvre ardente au lieu d'une digestion normale? Et Senac qui avait remarqué que la viande, dans les pays chauds, contient plus de sucs nourriciers que dans les pays froids, pense que l'on doit attribuer à cette cause la fréquence des fièvres putrides chez les allemands qui vivent en France, sans rien retrancher de leur régime.

Si toutes ces considérations sont utiles et même nécessaires en état de santé, que sera-ce donc dans la maladie où le trouble des fonctions et les lésions des organes rendent bien plus fâcheuse la moindre erreur de régime ?

E. — Le sexe et l'âge nous offriraient encore quelques remarques importantes. *Dandum aliquid regioni, consuetudini et ætati* (Hippoc.).

Ainsi chez la femme il suffit ordinairement d'une nourriture peu abondante pour soutenir un corps débile et délicat, dont les pertes sont légères et les réparations faciles; tandisque chez l'homme il faudra, toutes choses égales d'ailleurs, un régime plus substantiel. Quant à l'âge, le Dante qui a rendu si célèbre la mort d'Ugolin et de sa famille, Collard de Martigny, par ses expériences sur les animaux, nous auraient convaincus de la vérité de cet aphorisme d'Hippocrate, si tous les praticiens n'en avaient depuis longtemps reconnu la justesse.

« *Senes facillimè jejunium ferunt, secundò œtate consistentes, minimè adolescentes, omnium minimè pueri; ex his autem qui inter ipsos sunt alacriores.* »

On se tromperait donc grandement, si on regardait comme une chose facile et de peu d'importance la science du régime alimentaire, car il ne s'agit pas de quelques règles générales, appliquables à tous les individus; mais, ce dont il s'agit, c'est d'apprécier une foule de données relatives au malade et à la maladie; c'est d'étucier les tendances organiques de chaque individu; c'est surtout de saisir le moment opportun d'accorder une alimentation convenable, toutes choses qui supposent une connaissance profonde du malade et de la maladie, et des ressources de la nature dont le médecin, comme on l'a dit depuis longtemps, n'est réellement que le ministre. Aussi, pourrait-on dire avec M. Chauffard d'Avignon, que les préceptes en médecine ne sont jamais absolus mais toujours relatifs.

C'est qu'il est difficile, en effet, d'établir des règles de diète spéciale pour chacun des cas qui se rencontrent dans la pratique, et nous pourrions nous résumer en répétant avec Hippocrate : « *Considerare oportet morbos, qualiter, ex quibus, quas*

formas habeant, in quæ loca versi sunt, quo tem-
pore cœperunt, adfuerunt, etc. »

Nous terminerons ici ces généralités pour nous occuper plus spécialement de notre sujet et pour descendre à des règles de pratique plus immédiates. Afin d'y procéder d'une manière plus méthodique, nous diviserons en trois classes les affections de l'estomac. La première comprendra les maladies aiguës de ce viscère ; la seconde, les maladies chroniques dont l'état de chronicité dépend d'une lésion organique; enfin la troisième, les affections chroniques qui ne paraissent liées, en aucune manière, à une lésion organique quelconque.

VI

Du régime alimentaire dans les maladies aiguës
de l'estomac.

§. I. — La plupart des praticiens, tant anciens que modernes, sont unanimes sur la nécessité de l'abstinence au début des maladies aiguës.

L'observation de la diète, dit Grimaud, (*Traité des fièvres, t.* 1.) au commencement des affections aiguës, remonte à la plus haute antiquité. Les méthodistes, c'est-à-dire les sectateurs des dogmes de Thessalus et de Themison, étaient dans l'usage d'interdire toute espèce d'aliments dans les trois premiers jours d'une maladie; et, à compter du quatrième, ils ne donnaient la nourriture que par jours alternatifs.

Galien blâmait cette pratique employée constamment, sans distinction de maladie, d'âge et de tempérament. Nous savons, en effet, toute l'importance qu'Hippocrate attachait aux dispositions organiques, et les observations de ce grand homme frappent toujours par leur admirable exactitude.

Ainsi, s'il voulait que l'on réduisît à une abstinence rigoureuse, jusqu'au septième jour, les sujets pléthoriques et ceux qui ont une chair molle et humide, *Corporibus humidâ carne prœditis imperanda fames, fames enim corpora siccat,* il trouvait, d'un autre côté, un grand inconvénient à tourmenter par la faim, les malades d'un tempérament opposé; car, dit-il, rien ne rafraîchit si puissamment que l'usage des aliments placés dans des temps convenables.

Hérodicus, Erasistrate, Asclépiade faisaient en général garder l'abstinence pendant les trois premiers jours de la maladie.

Stahl, dans les fièvres continues, se renfermait dans une inactivité presque complète. Cette méthode était fondée, dit Lancisi, sur ce que la nature se suffit à elle-même, ayant reçu de son auteur les moyens de résister aux causes qui l'assiègent. Mais quel moyen qu'elle y réussisse, quand on voit joindre à la maladie des traitements absurdes, capables d'entraver sa marche ?

Au reste, hâtons-nous de le dire, l'abstinence, ce puissant moyen de thérapeutique, a eu, comme tous les autres, ses phases diverses d'éclat et d'abandon. Chirac et la plupart des médecins de son temps recommandaient une abstinence sévère chez tous leurs malades; tandis que Bordeu plaignait les martyrs de la diète rigoureuse imposée par *les tyrans dogmatiques*. Hoffmann (*De inediæ noxâ atque utilitate*) attribue à l'abstinence toutes les maladies malignes qui se déclarent dans les villes assiégées. M. Gaspard emploie, dès le début des maladies graves, les acides et le régime alimentaire pour diminuer la force de l'absorption.

Quoiqu'il en soit, il n'en reste pas moins que, dans les maladies aiguës, où il y a excès des forces vitales, où le sang est trop riche, où les mouvements organiques annoncent trop de vigueur dans les tissus vivants, l'abstinence exerce l'influence la plus favorable, et que c'est le premier de tous les moyens auquel on doive tout d'abord recourir. Car le repos et la diète sont appropriés dans l'imminence de toutes les maladies (Leclerc). Et, en effet, par une diète convenablement dirigée, on combat avec succès les prodromes de la maladie : elle est même quelquefois le seul traitement qu'on lui oppose ; et si elle ne suffit pas pour en enrayer la marche, elle doit du moins accompagner l'emploi des autres moyens thérapeutiques, qui, sans son secours, ne produiraient qu'une amélioration momentanée. *Neque ulla res magis adjuvat laborantem quàm tempestiva abstinentia* (Celse).

Mais, si les moyens diététiques bien dirigés opèrent les plus heureux effets dans les maladies aiguës, quelle importance le praticien ne doit-il donc pas attacher aux aliments et aux boissons, quand il s'agit de l'estomac? De cet organe, source première de toute élaboration nutritive, qui, par ses rapports sympathiques, exerce une influence si puissante sur l'économie toute entière, dont les lésions dominent et modifient le plus grand nombre des fonctions, et dont Hippocrate a dit : *Maris habens facultatem qui omnibus dat et ab omnibus accipit.*

N'est-ce pas l'estomac, en effet, qui travaille et fonctionne pour tous les organes? N'est-ce pas lui qui prépare à tous les appareils le stimulus assimilable qui va bientôt leur parvenir ; et n'est-ce pas enfin pour soutenir l'appareil gastrique que, par cette admirable loi de l'organisme vivant, tous les appareils entrent à leur tour dans un surcroît d'action vitale? aussi peut-on dire, suivant l'heureuse expression du célèbre physiologiste de Montpellier, que toute l'économie digère par l'estomac.

§. II. — Lors donc que ce viscère est phlogosé comme dans la gastrite et la gastro-entérite ; que la muqueuse du tube digestif est plus rouge, plus chaude que dans l'état physiologique, la première indication qui se présente est toujours le repos de l'organe malade, afin de donner à la phlogose le temps de se calmer et de se résoudre. C'est en vain, en effet, que l'on déploierait toute la sagacité possible dans l'application des moyens propres à détruire l'inflammation gastrique, ils seront presque toujours inutiles si l'on ne se hâte de remplir cette indication qui consiste dans l'abstinence des aliments, puisque les principaux phénomènes qui suivent leur ingestion dans l'estomac sont : l'accroissement de la turgescence vitale, l'afflux d'une plus grande quantité de sang dans les vaisseaux, une sécrétion plus abondante, etc. Or plus la nourriture est solide, plus aussi elle est excitante, et plus l'estomac se meut avec force. (*Tiedmann, Eberle.*)

La phlogose est-elle très-intense? l'état d'irritation se propage-t-il au cœur, à l'appareil cérébral, au système vasculaire, à tous les organes sécréteurs en un mot, et détermine-t-il un trouble fébrile très-prononcé ? l'abstinence doit être sévère et s'étendre même à tout ce qui exige une digestion ; le premier effet de l'ingestion des aliments étant un surcroit d'excitement provoqué par sympathie dans l'organisme entier.

Ubi peracutissimus est morbus, extremè tenuissimo victu uti necesse est.

Au reste, l'estomac enflammé cesse alors de réclamer des aliments. Cependant, si, trompé par une fausse perception, le malade en désirait, gardons-nous d'obtempérer à ses vœux ? la digestion des substances alimentaires ne pouvant s'effectuer, des accidents fâcheux nous feraient bientôt repentir de cette coupable condescendance ; et, fût-elle même possible ! On conçoit que les organes digestifs malades le deviendraient encore davantage sous l'influence d'un travail difficile.

Le bouillon de viande devra donc être proscrit dans la période d'acuité. Car le praticien qui croirait tenir un malade à une abstinence sévère en le privant de toute nourriture solide, mais en lui permettant des bouillons de viande, augmenterait la quantité des humeurs, alimenterait la maladie, et pourrait même lui donner un certain caractère de putridité, par la disposition qu'ont les sucs gras à acquérir cet état pernicieux dans un estomac chaud, rouge et sensible comme la peau devenue érysipélateuse.

« La diète, dit Celse, doit être très-exacte pour empêcher non seulement la génération du sang, mais aussi pour le diminuer. »

C'est donc avec raison que Peyrilhe s'était déjà plaint, avant Broussais, de la préférence trop souvent accordée aux bouillons de viande par quelques praticiens.

L'eau d'orge simple ou acidulée, dit-il, convient certainement beaucoup mieux dans les diverses phlégmasies.

La décoction d'orge était effectivement, dès les temps les plus reculés, la tisanne la plus communément usitée dans les fièvres aiguës qui réclament une boisson adoucissante, tempérante, propre à modérer l'agitation des humeurs et à calmer la soif.

C'était la boisson favorite d'Hippocrate ; et, à son exemple, Sydenham et Dehaën la donnaient, au début des phlegmasies, pour modérer l'ardeur fébrile et nourrir en même temps les malades. Cependant Hippocrate interdisait même cette boisson dans les *fièvres très-aiguës*; la tisanne d'orge étant pour lui une nourriture qui pouvait ajouter aux forces toniques du malade et augmenter les accidents morbifiques.

Comme le père de la médecine, Broussais bannit la décoction des grains farineux, celle des fruits charnus et mucoso-sucrés, du traitement des gastrites aiguës de la plus haute intensité.

Les boissons féculentes, en effet, ainsi que nous l'avons déja remarqué, récèlant trop d'éléments nourriciers, entretiendraient dans le sang et dans le tissu des organes enflammés un dégré de nutrition qui pourrait devenir nuisible, puisqu'il importe d'empêcher la plus légère assimilation nutritive dans un moment où les forces organiques sont violemment surexcitées, de peur d'ajouter à leur développement.

Les tisannes mucilagineuses très-peu chargées et dont l'action émolliente est très-prononcée, trouveront donc ici une application plus avantageuse. Broussais préfère la gomme adragante à la gomme arabique qui paraît, dit-il, devoir à la partie extractive qui la colore une propriété irritante. Quand, tourmenté par la soif, le malade appette avec ardeur les boissons sans les rejeter, on doit choisir parmi les végétaux la préparation la plus convenable pour faire parvenir, dans le système vasculaire, une assez grande quantité d'eau de végétation, afin d'apaiser l'irritation des voies digestives, de dissiper l'aridité de la peau et de rétablir la sécrétion des urines; les humeurs privées d'eau se suranimalisant et devenant pour leurs propres vaisseaux un poison phlogistique qui les désorganise. (*Brous.*)

Les tisanes faites avec la décoction de racine de guimauve et dont nous apprécions les avantages dans les empoisonnements par les matières caustiques ; les infusions légères de mauve, de coing, de psillium édulcorées avec un sirop acidule, celui de limon, de framboise ou de groseille, rempliront parfaitement cette indication. Tel est encore le sirop rosat, celui de grenade indiqué par André de la Croix comme très-propre à rafraîchir, en été, les tempéraments bilieux.

L'impression émolliente et rafraîchissante de ces boissons appaise la soif, calme le sentiment d'ardeur interne qui tourmente le malade, diminue son malaise et son anxiété.

Parmi les acides végétaux, le citron et l'orange sont les deux fruits qui fournissent l'acide le plus doux, le plus agréable et le moins capable d'agacer la susceptibilité de l'estomac. Les acidules sont d'autant mieux indiqués qu'ils remédient au dégoût qu'entraînenairait l'usage exclusif des mucilages. Ils conviennent surtout dans les hématémèses où il faut détruire l'excitation artérielle avant que la perte de sang ait épuisé la constitution organique et disposé le corps à l'infiltration.

L'impression de ces boissons, surtout à la glace, operera le resserrement des extrémités vasculaires et arrêtera souvent l'écoulement du sang.

Si cependant cette exhalation sanguine était accompagnée de douleurs très-vives, on recourerait, de préférence, aux boissons émollientes, à la tisanne de gruau, à celle de racine de consoude qu'on édulcorerait avec le sirop de gomme, si les acidules paraissaient offenser la muqueuse, ou l'on joindrait les gommeux à ces derniers. Les acidules, en effet, ne se montrent pas toujours tempérants. Ainsi, quand les tissus de l'estomac sont dans un état de phlogose intense, quand il existe sur la surface interne de ce vicère des ulcérations, des végétations; quand la muqueuse est érodée ou comme rongée dans de petits espaces isolés, soit que ces commencements d'ulcère appartiennent à l'état aigu de la phlogose, ou qu'ils soient dus à l'irritation qu'exercent les vers dans certains points rétrécis; quand enfin il se développe autour d'un tissu profondément altéré, d'une dégénérescence squirrheuse, une rougeur intense, du gonflement, de la sensibilité, alors les acides végétaux, même affaiblis, causent des tiraillements douloureux, une sensation de déchirement par l'astriction qu'ils exercent sur les tissus. Un froid pénible se fait bientôt alors sentir à l'épigastre; puis des picotements, de l'anxiété, un agacement

général naissent de l'impression trop vive déterminée par les acides. De même, dans quelques
lésions vitales de l'estomac dues à une susceptibilité morbide excessive; quand l'innervation
que reçoit ce vicère est déréglée, pervertie; qu'il
existe des crampes, des spasmes etc., les acides
augmentent souvent les accidents. Et c'est dans
les cas de cette nature que Massarias était fondé
à rejeter les acides, mais sa proscription est
beaucoup trop générale. Ainsi, par exemple,
quand il existe quelques signes de saburre dans
les premières voies; quand il y a embarras gastrique, les acidules se montrent très-avantageux.
Or, nous savons que c'est particulièrement pendant les chaleurs de l'été et dans les pays méri-
dionaux que se développent les affections de
l'estomac qui portent un caractère muqueux et
bilieux ; et c'est sans doute pourquoi la nature,
comme le dit Hallé, toujours attentive à mettre
l'instinct à côté du besoin, le remède à côté du
mal, a multiplié les fruits acides dans les pays
et dans les saisons dans lesquelles ils sont le plus
utiles ; et lorsque les causes qui en nécessitent
l'usage viennent à se développer, elle ne manque
pas d'en faire naître en nous le goût et le désir.

Dans tous ces cas les sucs de groseille, surtout
blanche, qui contiennent beaucoup d'acide ma-
lique et citrique; ceux de framboise, de citron

produiront sur les membranes déséchées une fraîcheur agréable qui, se communiquant bientôt à l'organisme par la voie de l'absorption, modère la chaleur animale et fait éprouver aux malades un sentiment de bien-être, en calmant l'ardeur dont ils se plaignent. Sous leur influence, on voit presque toujours le pouls se ralentir, les vomissements cesser, l'inappétence se dissiper. Galien qui avait remarqué que l'eau pure se digérait difficilement, nous dit que sa distribution dans tous le corps est aidée avec beaucoup d'avantage par l'action du vinaigre qu'on lui ajoute en petite quantité. Koker dit avoir guéri promptement et sans retour *des fièvres gastriques bilieuses*, en faisant boire abondamment d'une tisanne ordinaire avec un peu de suc de limon, de vin du Rhin, de pulpe de tamarin, édulcorée avec du miel ou du sucre.

Broussais bannit les acides minéraux comme des poisons. Cependant, convenablement étendu, l'acide sulfurique produit un effet tempérant et réfrigérant qui peut exercer une impression utile sur la surface gastrique, surtout pour amener la suspension et même la cessation d'une hémorrhagie.

Au reste, toutes ces boissons seront prises froides en été, et tièdes en hiver, comme le prescrit le professeur Andral, mais toujours en petite quantité, à raison de la difficulté avec laquelle l'estomac se prête à toute dilatation, et parce que tout ce qui distend ce vicère exige une action plus ou moins prolongée de ses parois; ce qui pourrait devenir funeste dans l'état de phlogose, sutout si le ventricule était actuellement le siège d'une ulcération ou d'une escarre. On doit néanmoins en excepter les gastrites par empoisonnement où il faut les prendre à grandes doses, dans les 1res heures, pour entraîner la matière vénéneuse par des déjections abondantes.

Dans le cas où la sensibilité de l'estomac est tellement exaltée que ce viscère rejette toutes les boissons dont nous venons de parler, l'eau pure prise en petite quantité, ou de petits morceaux de glace qu'on roule dans la bouche et qu'on avale ensuite, sont souvent les seuls moyens de calmer les nausées et les vomissements. C'est alors qu'on se trouve bien de la méthode d'Alphonse Le Roi, qui voulait qu'on laissât le malade souffrir de la soif, puisque le ventricule ne peut rien garder, et qu'on se contentât d'humecter sa bouche avec quelques gorgées d'eau froide qui doivent être bientôt rejetées; car, n'oublions pas que l'eau elle-même est un aliment qui excite par conséquent aussi les mouvements de l'estomac.

Le docteur Gravier regarde également comme

d'une importance majeure, dans le traitement
du choléra, l'eau pure qu'il met bien au-dessus
de l'eau acidulée qui provoque des nausées, et
de l'eau de gomme qu'il trouve trop nourrissante. L'eau très-froide est un puissant antispasmodique, et c'est sous ce rapport que Galien
disait qu'il y avait deux grands remèdes dans les
fièvres continentes : l'eau froide et la saignée :
*maxima verò remedia, detractio sanguinis, potio
frigida.* Martian préconise les bons effets de l'eau
froide à l'extérieur; et un capucin italien, Ber-
nard de Lastragame, qui pratiquait dans un
pays très-chaud, faisait boire de l'eau très-froide
dans les affections bilieuses, et appliquait en
même temps de la neige ou de la glace vers la
fossette du cœur.

On peut essayer quelques tranches d'orange
qu'on donne à sucer au malade pour tromper sa
soif. L'eau de seltz seule ou aromatisée avec le suc
de citron convient dans certains cas; mais souvent
aussi elle augmente les accidents, et Broussais ne
l'a trouvée avantageuse que dans les gastrites où
la sécrétion muqueuse est abondante, et surtout
dans la forme chronique. L'eau sucrée ne convient
pas généralement; car la vertu émolliente du
sucre n'est pas bien constatée. Cette substance
paraîtrait jouir, au contraire, d'une propriété
légèrement irritante; et d'ailleurs, dans les or-

ganes digestifs, elle se convertit souvent en chyle et en donne beaucoup. Elle peut même passer à la fermentation alcoholique, si elle n'est promptement digérée. On ne doit pas être moins réservé sur l'emploi du miel qui contient également beaucoup de principes alibiles.

Les bains tièdes qui sont des sédatifs si puissants par le calme général, uniforme, égal qu'ils impriment à l'économie, trouvent naturellement ici leur application. Ils peuvent être, en effet, considérés comme faisant partie du régime alimentaire et comme d'heureux succédanés des boissons, par l'extinction de la soif et l'excrétion abondante des urines, qui sont le résultat de l'absorption ou de la pénétration de l'eau dans l'économie, par le relâchement de la peau et les autres effets physiologiques qui suivent l'emploi de ces moyens thérapeutiques.

Depuis la proscription dont Hippocrate a frappé le lait dans les fièvres aiguës, cet arrêt a été confirmé par tous les praticiens. Car cette liqueur, outre sa propriété alimentaire, s'allie mal avec les autres boissons et pourrait s'aigrir dans un estomac chaud et enflammé.

Il n'en est pas de même du petit lait, qui, mêlé avec le suc acidule des fruits, n'est pas comme le lait, altéré par ces substances. Leur mélange, au contraire, peut être agréable et salutaire.

Aussi la limonade au petit lait mérite-t-elle, comme la limonade au gruau, la préférence sur l'orengeade ou la limonade ordinaire.

L'addition de l'eau avec le lait, mélange que les anciens connaissaient sous le nom d'hydrogala, convient souvent aussi pour calmer l'éréthisme de la peau, et modérer l'agitation du sang. C'est la boisson qu'employait Sydenham dans la variole : *At hydrogala è tribus aquæ partibus et lactis unà simul coctis, et ægri palato et votis magis ut plurimùm, refrigerando respondit.*

§. III. — Cette sévérité dans la défense des boissons qui peuvent avoir quelque propriété nutritive, devra durer pendant toute la période d'acuité de la phlogose gastrique. Mais, dès que la diminution du mouvement fébrile et des troubles nerveux sympathiques annonce un commencement de résolution, on doit alors essayer les décoctions de graminées, celle des fruits sucrés, le lait d'anesse, le bouillon de poulet ou de veau, etc... Car le choix des boissons devant varier suivant le goût du malade et la susceptibilité de l'estomac, suivant la nature de la maladie et la diversité des causes qui lui ont donné lieu, ne peut être indiqué ici d'une manière absolue.

C'est ainsi que les boissons dont nous venons de parler seront quelquefois remplacées avec

avantage par les mucilages rapprochés, les huileux, les émulsions légères. Bosquillon dit avoir
retiré les effets les plus avantageux de l'huile
d'amandes douces réiterée souvent par petites
cueillerées, ainsi que des émulstions, alors que
tous les autres liquides étaient réjetés. Piquer
rapporte des observations de fièvres gastriques
dans lesquelles il employait avec le plus grand
succès l'huile d'amandes douces tirée au feu,
donnée dans du bouillon, ou l'eau froide avec
le miel rosat. C'est encore ainsi que l'eau albumineuse sucrée, l'infusion de fleurs de sureau
coupée avec le lait et aromatisée, l'eau de cassonade, etc., trouveront une application plus spéciale dans certaines gastrites toxiques dues aux
champignons vénéneux, aux moules, au cuivre.
Dans les fièvres gastriques typhoïdes avec forme
muqueuse, on choisira de préférence les infusions
légèrement amères ou faiblement aromatisées,
celles de germandrée, de feuille d'oranger (Frank
Baglivi, Roderer et Wagler, Chomel) ; tandisque
dans les hypérémies gastriques avec symptômes
adynamiques, on emploiera plutôt la décoctien
de feuilles de mauve: *vidimus sola foliorum malvæ
decoctione febres putridissimas sanatas.* (Leipsik,
t. 17, p. 1239).

Cette simple médication, auxiliaire toujours
utile de moyens plus énergiques, remplira les

premières indications qui se présentent au début d'une gastrite aiguë, et dans toutes ces hypérémies gastriques qui se manifestent dans les fièvres continues ; elle suffira même à elle seule, dans beaucoup de circonstances, quand surtout la phlogose gastrique ne sera pas trop violente, ou qu'elle se sera développée sous l'influence des stimulants âcres, salés, etc....

Nous voyons tous les jours, en effet, dans ces éruptions inflamatoires, avec hypérémie gastrique, particulières à l'enfance, la nature faire tous les frais de la guérison. Le régime est souvent le seul secours qu'on doive lui offrir; et, si des accidents graves viennent entraver sa marche, ils ne sont dus trop fréquemment qu'à des écarts de régime ou à l'administration de médicaments intempestifs. Dans les maladies des autres âges, l'observation est la même ; ici seulement, la nature a besoin d'être aidée avec plus d'efficacité. Mais toujours est-il que ce n'est qu'en calmant l'effervescence des liquides, qu'en émoussant la sensibilité trop vive des solides par l'usage des émollients et des délayants anti-phlogistiques, qu'on peut parvenir à modifier, d'une manière salutaire, une inflammation de la muqueuse gastrique; et quand, malgré les secours thérapeutiques les mieux entendus, on n'aura pu empêcher les progrès de la maladie; quand la phlogose plus étendue, plus profonde, tendra à devenir chronique, les moyens diététiques seront encore les ressources les plus précieuses, alors qu'on ne pourra plus insister sur les évacuations sanguines ; tant il est vrai que l'art de bien administrer le régime alimentaire est la base première de la médecine ! Ainsi donc, dans la période d'acuitié de la phlogose gastrique : repos de l'organe malade, que l'on n'obtiendra que par une abstinence plus ou moins sévère, mais qui aura en même temps l'avantage de diminuer l'irritation phlogistique et de s'opposer à l'afflux du sang dans la partie malade; car, suivant la remarque judicieuse de Broussais, un mouvement trop longtemps précipité de nos humeurs finit par disposer les solides et les fluides à obéir très-promptement aux lois de la chimie brute, en s'opposant à la bonne assimilation et en épuisant la puissance vitale.

§. IV. — Mais s'il ne faut permettre au malade aucune espèce de nourriture, tant que l'estomac est le siège d'une trop forte inflammation, on devra éviter aussi une abstinence trop prolongée qui pourrait être tout aussi nuisible qu'une alimentation trop hâtive et trop énergique.

Non satietas, non fames, neque aliud quidquam bonum est quod naturæ modum excedat.

On ne peut effectivement disconvenir qu'on

abuse quelquefois de l'abstinence ; et on ne réfléchit peut-être pas toujours assez à l'influence que peut exercer sur l'organisme une alimentation insuffisante qui, en privant les organes de leur stimulant le plus énergique et le plus efficace, en appauvrissant le fluide sanguin, c'est-à-dire en lui ôtant sa plasticité, sa fibrine, sa vitalité, fatigue les ressorts de l'économie et imprime à la constitution un caractère de débilité physique et morale, tout en donnant au système nerveux une susceptibilité et une irritabilité difficiles à combattre. De là cet aphorisme d'Hippocrate : « *Tenuis et exquisitus victus periculosus magis quàm paulò plenior.* »

Cependant si on nous demande à quelle époque d'une gastrite aiguë l'estomac aura recouvré la force de digérer, et quand, par conséquent, il est permis d'accorder des aliments, nous répondrons qu'il est impossible de le préciser au juste. Tout dépend du dégré et de la gravité de l'affection ; de l'âge, de la constitution du malade, de l'exactitude à maintenir l'abstinence pendant les premiers jours de la maladie, alors que l'estomac jouit encore de toutes ses forces.

« La maladie, selon Boërhaave, est semblable à un fardeau ; les forces du malade à la personne qui doit le porter, et la durée de la maladie à la longueur du chemin qu'il doit parcourir. »

Au reste pour nous diriger sûrement ici, rappelons nous ce précepte de Celse :

« *Unum illud et semper, et ubique servandum,
ut œgri vires subindè adsidens medicus inspiciat,
et quandiù supererunt abstinentiâ pugnet, si im-
becillitatem vereri cœperit, cibo subveniat.* »

Quand donc, la force d'assimilation aura été
rapidement frappée d'inertie ; ou qu'à la suite
d'un long travail morbide, le sang est appauvri,
craignons d'augmenter le collapsus général, de
hâter l'extinction des forces, d'aggraver en un
mot l'état du malade par une abstinence exagérée ; car il est des phlegmasies d'une activité
telle, soit par leur cause, soit, si l'on veut, par
l'irritabilité des centres nerveux, que les forces
vitales sont affaissées presque subitement, et qu'il
devient alors indispensable de les rélever par
une alimentation tonique. Ainsi, dans le choléra
asiatique, nous avons vu qu'il était souvent nécessaire de donner, d'heure en heure, du bouillon
aux cholériques, à une époque encore peu avancée de la période de réaction, afin de faire cesser
les tintements d'oreille et les syncopes qui fatiguaient tant les malades. Quand, d'un autre côté,
la gastrite se prolonge jusqu'à un certain point,
la débilité, dit Broussais, fournit des indications
qu'il faut remplir avec des matériaux alibiles ;
car il arrive une époque où la digestion est pos-

sible malgré la persistance de l'inflamation, sans produire l'exaspération de celle-ci. Et, en effet, l'absorption n'ayant plus à s'exercer sur les tissus d'un organisme réduit pour ainsi dire à son canevas, s'exercerait bientôt jusque sur la muqueuse même de l'estomac.

Il faut d'ailleurs consulter la constitution du malade, le caractère de l'épidémie régnante qui peuvent ajouter des nouvelles indications à celles que présente la maladie principale. C'est ainsi qu'en observant tout, qu'en comparant toutes les circonstances, on obtient souvent des succès inespérés.

Quoiqu'il en soit, nous pouvons établir en thèse générale qu'on peut recourir promptement aux aliments quand la maladie n'a été ni assez longue, ni assez grave pour faire perdre aux fonctions digestives et hématosiques leur pouvoir physiologique; tandis qu'à la suite d'une abstinence longue et rigoureuse, proportionnée d'ailleurs à la durée et à l'intensité de la maladie, il faudra beaucoup de circonspection pour que l'estomac puisse reprendre ses fonctions : *Quæ longo tempore extenuuntur corpora lentè reficere oportet , quæ verò brevi celeriter.* Aphorisme dont la justesse se trouve confirmé par des observations fort intéressantes de malades atteints de gastrites aiguës , chez lesqnels quels Broussais put accorder, sans inconvénient, du vin et des aliments quatre à cinq jours après la chûte de la réaction; tandis que d'autres, chez lesquels la maladie avait été préparée par un long abus des stimulants et dans une saison chaude, ne pouvaient se faire au vin et à la viande qu'après plusieurs mois de convalescence. (*Phleg. Chr. t. 2.*)

Prenons garde, toutefois quand les fonctions de l'estomac semblent languir par défaut d'énergie, qu'elles ne soient enchaînées par la douleur ou par une inflammation sourde, ayant peu de rétentissement au dehors. Souvent, en effet, quand, après des affections aiguës, la convalescence n'est pas franche; quand une légère fièvre ou quelqu'autre symptôme morbide persiste encore, ces phénomènes peuvent être dus à une transformation organique des tissus, comme l'a prouvé le professeur Andral, en démontrant que l'inflammation propagée au tissu cellulaire sous-jacent, était la véritable cause de la persistance de la maladie dans quelques affections gastriques. Cet état morbide se reconnaît néanmoins le plus ordinairement, quand la langue, de pale et humide qu'elle était, se hérisse de quelques papilles, et que sous l'impression d'une alimentation intempestive il se manifeste une réaction assez vive.

§. V. — Mais un point extrêmement important, c'est de ne prescrire aux convalescents d'une gastrite qu'une nourriture dont l'assimilation soit facile, qui soutienne les forces plutôt qu'elle ne les augmente, et qui ne produise sur l'appareil digestif qu'une impression convenable. « *Non convenit juxtà inediam protinùs satietatem esse* (Celse). »

Dans ce but, le médecin doit choisir des aliments dont les propriétés spéciales soient en harmonie avec les besoins pathologiques du sujet. Or, les substances alimentaires demandant moins de travail à l'état liquide de la part des organes digestifs, devront donc être d'abord administrées sous cette forme aux malades. C'était aussi l'avis d'Hippocrate qui avait remarqné qu'on se rétablit plus aisément par les aliments liquides que par les aliments solides, *faciliùs refici potu quàm cibo.*

Ainsi les bouillies faites avec de la farine passée au four ; car, si elle n'était pas parfaitement cuite, elle formerait, dans l'ébullition à laquelle elle est soumise avec le lait, une sorte de colle très-compacte et difficile à digérer. Les coulis faits avec la farine d'avoine, de maïs ; les crèmes de riz, de gruau ; le salep cuit au lait et convenablement aromatisé seront des aliments nutritifs excellents pour un estomac fatigué, puisqu'ils soutiennent les forces sans exiger beaucoup de travail de la part de ce viscère.

Si le lait, que sa puissance alimentaire et sa vertu émolliente rendent si précieux quand il s'agit de combattre une irritation phlogistique, excitait du dégoût, des renvois, des évacuations alvines, sous quelque forme qu'on le donnât, il faudrait y renoncer et essayer, soit les préparations d'amidon avec un peu de sucre ou de miel suivant le goût des malades, soit les panades conseillées par Sydenham et par Boërhaave qui avait cru recconnaître que les farineux non fermentés fatiguaient les organes digestifs, ou encore la panade préconisée par Grimaud, à laquelle il ajoutait s. q. de sucre ou de suc de limon. Les compotes de fruits sucrés ; celles de pommes, de pruneaux, de poires, etc., seront parfaitement indiquées. Sydenham donnait des fruits cuits aux malades atteints de variole ou de fièvre érysipélateuse.

« *Docuit experientia, inquit, non opus esse tantâ prædictorum liquorum quantitate ingerendâ ; satis autem fuit ut œger pro sitis modo atque imperio cerevisiam tenuem potaret, jusculeis venaceis, panatellâ et pomo cocto subindè vesceretur.* »

La pomme cuite, en effet, surtout celle dite de rainette, quoique légèrement acide, jouit néanmoins d'une qualité tempérante très-précieuse

quand il s'agit de calmer le mouvement et l'agitation fébriles. C'est ainsi que Broussais fait remarquer (*Phleg. Chr.*, *v.* 3., *Obs.* 23.), les bons
effets d'une pomme cuite substituée aux coulis
de farine et d'avoine qui produisaient beaucoup
de malaise et d'anxiété.

Viendront ensuite, dès qu'ils pourront être
supportés, les divers bouillons de viande; le
bouillon de poulet qu'on n'oubliera pas de dépouiller avant de le soumettre à l'ébullition;
celui de bœuf, de chapon, de perdrix dont la
chair contient beaucoup de fibrine et fournit un
bouillon très-restaurant. On pourra y ajouter
quelques substances végétales, quelques graines
farineuses, parce que, dit Tissot, ce mélange
prévient les inconvénients de chaque aliment
donné seul. D'ailleurs nous savons que les potages
confectionnés avec des fécules contribuent
puissamment à soutenir les forces, tout en
délassant l'estomac des végétaux. Mais gardons-nous de présenter à l'estomac encore faible
des bouillons trop chargés de sucs alimentaires,
de gelées de viande. Ces aliments qui, sous un
petit volume, fournissent un chyle très-abon-
dant et très-riche, pourraient occasionner des
flatuosités, des cardialgies, des vomissements,
etc. Or, c'est surtout à cette époque que les indigestions sont imminentes, pour peu que les

14

aliments occasionnent une gêne ou une pesanteur d'estomac ; et c'est alors aussi que l'on doit redouter ces troubles subits et passagers de l'acte digestif. Car si les indigestions sont fatigantes pour l'organisme, alors qu'il jouit de toute l'intégrité de ses fonctions ; que sera-ce donc dans le cours d'une maladie de l'estomac, ou pendant la convalescence ? Au reste, l'indication à remplir serait ici, comme dans l'état de santé, de favoriser l'assimilation des substances alimentaires par une boisson légèrement aromatique, telle que le thé, l'infusion de chardon-bénit, de feuilles d'oranger, ou tout simplement l'eau sucrée, à moins que des nausées, des éructations, des hoquets, ou quelque phénomène inquiétant, ne rendissent préférable l'élimination des aliments.

Dans la crainte de provoquer de semblables accidents, Boërhaave défendait expressément les gelées de viande et les consommés aux convalescents : « Ces aliments, dit-il, ne peuvent se digérer qu'avec les forces les plus robustes, et ils se changent en vraie colle-forte chez les sujets qui ont encore l'estomac délicat et peu robuste. »

Par un autre motif, M. Thénard, d'après les expériences du professeur Magendie, est allé jusqu'à dire que les médecins doivent renoncer à donner de la gelée de viande aux convalescents. Gardons-nous de tomber dans une semblable exagération. La bonne gelée de viande est une alimentation très-précieuse. C'est un véritable bouillon solide ; et les gelées de cornes de cerf, de volaille, de veau, etc., auxquelles on ajoutera des jaunes d'œuf et du suc de citron, seront très-propres à ranimer les forces abattues des convalescents, à redonner un peu d'embonpoint à un malade épuisé. Mais on aura soin de n'en mettre qu'une ou deux cuillerées dans un bouillon ordinaire, une plus grande quantité pouvant être nuisible.

On alternera les potages au gras avec de légers herbacés, avec l'arrowroot, la fécule de tapioca, la purée de pommes de terre qui pourront être choisies indifféremment, suivant le goût et les habitudes du sujet. C'est aussi le conseil donné par Zimmermann qui alternait les bouillons soit avec des fruits cuits et relevés par une pointe de jus de citron, soit avec une alimentation composée d'amandes, de lait, de blancs d'œuf et de sucre.

Quand on croit devoir accorder des soupes, il est souvent préférable, ainsi que l'ont fait observer plusieurs praticiens, de faire tremper par le malade lui-même du pain bien cuit et bien blanc dans le bouillon qu'il doit prendre et qu'il mange à mesure qu'il l'humecte. C'est un moyen de profiter des avantages de la mastication dont l'exercice est si nécessaire pour la digestion et pour la restauration des forces. Car si, dans l'état de santé, le défaut de mastication contribue beaucoup aux digestions difficiles et laborieuses, combien ne doit-il pas nuire quand l'estomac, encore faible, peut à peine élaborer les aliments liquides ? Si surtout, comme le prétendent quelques physiologistes, le suc gastrique n'est qu'un mélange de salive avalée avec les alimens, et de mucosités qui lubrifient continuellement les parois de l'estomac. Aussi, dit Tissot, il convient que les convalescents mâchent beaucoup ce qu'il prennent de solide.

Encore une autre observation que nous ferons avec Grimaud : c'est qu'il faut avoir égard aux heures de la journée auxquelles le malade prenait son repas dans l'état de santé, car ces heures sont celles où les aliments sont donnés avec le plus de succès.

Tous ces détails qui peuvent paraître minutieux sont néanmoins très-importants, quand il s'agit de la santé et quelquefois même de la vie des individus.

§. V. — On augmente par gradation la quantité des aliments, en passant des plus légers à ceux qui sont plus solides. Les matières animales et celles qui s'en rapprochent d'avantage exigeant, de la part des organes digestifs, une action plus énergique et plus prolongée que les substances qui, sous le même volume, contiennent moins de principes assimilables nutritifs, on ne les prescrira qu'à mesure que les forces digestives recouvreront leur énergie, et quand on se sera assuré que la digestion ne réveille aucun trouble dans la circulation, les sécrétions, les fonctions des sens et de l'entendement. Car s'il est dangereux, même en santé, de se porter d'une extrémité à l'autre, que sera-ce donc chez des sujets autant affaiblis par la maladie que par l'abstinence? (Hippocrate.)

Au reste les forcés de l'estomac doivent servir de boussole au praticien. Ainsi les demi-rechutes annoncées par des rots, du dégoût, des coliques, par l'excitation du système artériel, à moins, comme le remarque Broussais, que ces accidents ne disparaissent avec des aliments d'une propriété plus stimulante, devront être regardées comme les effets d'une alimentation présentée trop tôt à l'estomac ; et il faudra alors rétrograder, si l'on ne veut opérer une surcharge fâcheuse de ce viscère. Rappelons-nous toujours que le régime adoucissant ne saurait avoir d'inconvénient pour le praticien sage et prudent, toujours prêt à consulter ce sentiment plus fort que nous-mêmes qui nous rappelle sans cesse à l'usage des corroborants, aussitôt que la puissance vitale commence vraiment à défaillir. Ce n'est pas d'ailleurs, comme on dit, ce qu'on mange qui nourrit, mais bien ce que l'on digère ; aussi la règle générale qui doit guider le praticien est de ne pas donner d'aliments, si la digestion ne peut s'en faire, ou de n'en donner que la quantité que le malade peut digérer.

On commencera donc les aliments solides par ceux qui sont tendres et tirés du règne végétal, telles sont les jeunes pousses de toutes les plantes renfermant une composition mucilagineuse ; par ceux désignés comme moitié animaux et moitié végétaux et dont nous avons parlé dans les généralités. Les poissons dont la chair a le moins de cohésion, tels que la sole, la perche, la limande le merlan, etc., seront d'une digestion très-facile. Aussi Hippocrate avait-il remarqué que les poissons qu'il appelle littoraux ou saxatiles, nourrissent peu, mais se digèrent facilement ; et Galien en conseillait l'usage aux convalescents, de préférence à tout autre aliment.

Les chairs des jeunes animaux et de volailles tendres seront préférées d'abord à celles des volailles faites et des quadrupèdes ; étant moins animalisées, elles se digèrent plus facilement. Il en est de même de la perdrix dont la chair est savoureuse, facile à digérer, surtout quand on la laisse faisander pendant quelques jours. Ces aliments devront subir une cuisson parfaite, tout en perdant le moins possible de sucs nutritifs ; aussi les viandes rôties et grillées qui ont l'avantage d'exiger fort peu d'assaisonnements, l'emportent-elles sur les autres préparations, et surtout sur les fritures au beurre et à l'huile.

L'association des substances animales avec les plantes légumineuses est souvent d'un heureux emploi. Car, quand les forces de l'estomac languissent, il vaut mieux les stimuler en variant la nature et le mode de préparation des mets, qu'en ajoutant à ceux-ci des assaisonnements qui pourraient devenir nuisibles par l'impression irritante qu'ils détermineraient sur une membrane qui vient d'être le siége d'un travail phlegmasique. Les légumes cuits au jus seront préférés aux légumes apprêtés avec beaucoup de beurre qui, relâchant et affaiblissant les premières voies, pourraient ainsi déterminer le dévoiement.

Si l'appétit, comme il arrive assez souvent dans les premiers temps de la convalescence, ne se rétablissait pas, et que cette inappétence coïncidât avec la pâleur des muqueuses qui, recevant moins de sang et étant moins excitables que dans l'état normal, seraient tombées dans l'asthénie, il faudrait rendre le régime alimentaire plus stimulant et plus tonique. L'indication de solliciter l'estomac par les toniques ne se tire, dit Broussais, ni de la faiblesse, ni de la maigreur, mais plutôt de la pâleur et de la largeur de la langue, ainsi que du sentiment de langueur et de la lenteur de la digestion, lorsqu'on a fait usage d'aliments peu stimulants.

Galien, dans les cas de cette nature, ordonnait des fomentations huileuses aromatiques sur l'épigastre, afin de remédier à la faiblesse. Il faisait bouillir dans de l'huile de l'absinthe trempée préalablement dans de l'eau bouillante, pour la dépouiller de son odeur.

On proscrira pendant longtemps du régime des convalescents les viandes noires et d'un tissu trop dense, comme le lièvre, le chevreuil, le canard; toutes les chairs, en un mot, très-animalisées, où se trouve une forte proportion d'osmazome et beaucoup de principes stimulants; les poissons très-amoniacaux et très-putrescibles; ceux dont la chair est grasse et oléagineuse, tels que l'anguille, le saumon, la carpe; les légumes farineux qui, développant beaucoup de gaz, fatigueraient extrêmement les organes digestifs.

Gardons-nous surtout d'en venir trop prompte-

ment aux aliments stimulants et aux vins spiri-
tueux, dans l'été et dans les pays chauds; car
c'est principalement pendant les chaleurs qu'il
existe, dans la muqueuse de l'estomac, un degré
de susceptibilité qui tend à la phlogose et même
à la gangrène, si cet état était exaspéré par une
fâcheuse opiniâtreté dans le régime excitant.
« *Æstate et autumno cibos difficillimè ferunt.* »

Le pain le plus blanc, le plus délicat et le
plus fermenté est celui que l'on doit préférer.
Celui de gruau, les échaudés, les biscuits légers
seront souvent d'un usage très-avantageux et se
digèreront quelquefois mieux que le pain de
froment. Remarquons que le pain salé est plus
digestible que celui qui ne l'est pas. On le fera
prendre un peu rassis et bien levé; on sait que
le pain non rassis, de même que celui qui est
chaud, cause souvent des indigestions; et Sydenham avait remarqué que les juifs qui, après la
fête de pâques, se nourrissaient de pain sans
levain étaient plus sujets aux fièvres. Quant aux
pâtisseries, elles devront être entièrement exclues
du régime des convalescents. Outre les indigestions qu'elles pourraient provoquer, elles causent
encore des acidités insupportables.

§. VI. — Les boissons qui devront concourir à
la digestion des aliments, seront l'eau pure
d'abord ou sucrée, prise en petite quantité pour

ne pas accabler les forces des organes digestifs, puis bientôt animée avec un peu de vin rouge vieux, mais d'un goût suave, *generosum et molle*. Administrée au moment de la convalescence, cette liqueur exerce une influence salutaire, quand surtout il existe une grande faiblesse avec pâleur du visage et des lèvres.

Le docteur Gilchrist, lorsqu'il ordonnait du vin dans les fièvres ou dans la convalescence, prenait pour guide l'effet qu'il produisait (*Ess. et Observ. de Méd. d'Edimburg*, t. 6.) Si cette boisson ne causait aucune incommodité à l'estomac, si elle n'augmentait pas la chaleur fébrile; si au contraire, le malade se trouvait mieux, s'il devenait plus tranquille, moins accablé, s'il se sentait de la disposition au sommeil, il en concluait que le vin se comportait comme un remède favorable, et qu'il fallait en continuer l'administration. Hippocrate et Galien faisaient un grand usage de cette liqueur pour exciter les forces digestives: *Vires organorum adunget, excrementis expellendis viam facit, sed ad celeritatem deductionis nutrimenti in corpus conducit.*

Les fièvres gastriques, dit Grimaud, laissent souvent après elles, surtout chez les gens avancés en âge, un état de faiblesse, d'amaigrissement, avec une toux accompagnée de crachats fort épais qui dépend de l'affaiblissement des organes digestifs, et qui cède assez facilement à une diète nourrissante et à l'usage du bon vin.

Cependant le vin aigrit quelquefois dans l'estomac. Dans ce cas, on doit lui préférer la bière ; mais il convient qu'elle ne soit pas trop chargée d'alcohol ou de houblon. On peut aussi avantageusement la couper avec les eaux de Seltz, de Plombières ou de Spa.

Un des bons moyens, en effet, de rétablir les fonctions de l'estomac, quand les principaux symptômes d'inflammation sont calmés, consiste dans l'usage des eaux gazeuses coupées d'abord avec une boisson gommeuse ou mucilagineuse et plus tard avec le vin ou la bière.

§. VII. — Comme on ne doit jamais présenter à l'estomac plus ou moins d'aliments qu'il n'en réclame, il ne suffit pas de désigner la nature des ingesta ; mais il devient encore nécessaire de distribuer par petites portions la quantité qu'on en prescrit, et de fixer les heures où il convient de les donner. C'est une mesure qu'on ne doit pas surtout négliger quand on est incertain sur la somme de nourriture qu'il faut accorder aux convalescents. Cette règle, une des plus importantes du régime alimantaire, et que l'insuffisance de nos moyens d'appréciation nous fait souvent un devoir d'adopter, peut être fréquemment utile au praticien et aux malades. Tous les

médecins, en effet, ont cité des exemples d'individus victimes d'une abstinence exagérée, qui
périssaient d'inanition parce que l'estomac ne
pouvait pas supporter la quantité d'aliments qu'on
lui présentait, et qui se réparaient promptement
sous l'influence d'une alimentation fractionnée ;
qui ne pouvaient pas, par exemple, prendre
une tasse entière de bouillon et qui en digéraient
parfaitement une cuillerée administrée d'heure
en heure ou à des intervalles très-rapprochés.
C'est donc une loi diététique importante de recourir parfois à des méthodes de tâtonnement, à
ces essais par les *jurantibus et lædentibus* d'Hippocrate, pour arriver, dans les cas douteux, à
une décision plus ou moins satisfaisante ; le médecin pouvant être ici d'autant mieux induit en
erreur, que plusieurs des symptômes de la Gastrite
se manifestent sous l'influence d'une abstinence
exagérée. C'est ainsi qu'il ne faut pas toujours,
pour un léger mouvement de surexcitation inévitable après une maladie aiguë, renoncer à toute
réparation, car on pourrait laisser périr le malade d'inanition ; tandis qu'on peut parvenir à le
calmer avec les toniques analeptiques, comme
l'avait observé Galien.

Appelé un jour auprès d'un malade que son
médecin ordinaire avait dû saigner, évacuer plusieurs fois, et tenir à une abstinence rigoureuse,

à cause de la véhémence de la fièvre, Galien déclara que les accidents nerveux singuliers, pour lesquels on le consultait, ne faisaient pas partie de la maladie antérieure ; que la convalescence était commencée et les symptômes observés uniquement produits par le besoin des aliments. *Ac proindè suadebam ut pullum gallinaceum assum in prandium juberet parari , et simul vinum modicè hauriret ; quo facto, et carnibus deinceps moderatè vescens , nunquàm deinceps fletum hunc convulsivum passus est.*

Or c'est surtout chez les femmes et chez les sujets doués d'un système nerveux beaucoup plus actif et plus mobile que les individus à appareil sanguin riche ou à sentiment obtus, et qui annoncent une bonne nutrition, qu'on ne devra pas toujours se laisser arrêter, pour la prescription des aliments, par la rougeur de la langue, par les douleurs épigastriques , la vitesse du pouls, etc., parce que ces phénomènes se manifestent souvent chez des sujets semblables soumis à une abstinence prolongée , et c'est d'eux surtout que l'on peut dire : *in tenui victu delinquunt ægri.*

Nous savons effectivement que chez les sujets doués d'une grande sensibilité, la mobilité, l'excitabilité nerveuse augmentent en raison des pertes de sang ; pour eux véritablement, *in san-*

guine focus est vitæ. Or si dans ce cas on soustrait à l'organe enflammé une trop grande quantité de sang, l'élément nerveux reste prédominant et acquiert souvent alors une trop grande énergie. Eh bien! une abstinence prolongée produit à peu près les mêmes effets que des évacuations sanguines abondantes. Ainsi Thackrach a trouvé les vaisseaux sanguins presque vides chez des sujets morts après une longue abstinence. (*Physiol. de Burdach*). Ainsi le professeur Piorry a constaté que des chiens qui avaient très-bien supporté une saignée d'une livre, lorsque leur poids était de 26 livres, succombaient à une saignée de 6 ou 7 onces, lorsqu'ils étaient restés 3 à 4 jours sans prendre d'aliments. L'abstinence prolongée a donc les mêmes résultats que les émissions sanguines, l'appauvrissement et la diminution du fluide sanguin, et souvent la surexcitation de l'élément nerveux qui vient embarrasser la marche de la maladie et empêcher sa solution naturelle.

Les preuves à l'appui de ce que j'avance ne me manqueraient pas, si chaque praticien n'en avait à sa disposition; et si, d'ailleurs, elles ne se présentaient pas en foule dans tous les recueils d'observations. Ainsi le docteur Caffort, médecin de l'hôpital de Narbonne, cite, à ce sujet, des cas fort intéressants dans le 6ᵉ vol. du *Bulletin de*

Thérapeut. génér. Ainsi le docteur Récamier, dans son ouvrage sur le cancer, rapporte plusieurs observations dont les sujets présentaient tous les symptômes d'une maladie très-grave de l'estomac, tels que violentes douleurs épigastriques, de la soif, de l'inappétence, quelquefois même des vomissements, une langue rouge, une céphalalgie intense, de l'insomnie, etc., phénomènes que l'on pouvait calmer et faire bientôt cesser par quelques cuillerées et quelques tasses de bouillon. C'est qu'ils dépendaient d'une surexcitation nerveuse de l'estomac, développée sous l'influence d'une abstinence trop rigoureuse. Peut-être aussi pourrait-on les rapporter à l'acreté du suc gastrique, si l'on admet cette opinion de Hunter, adoptée par quelques physiologistes modernes, à savoir que les sucs de l'estomac peuvent, au défaut d'aliments ingérés, agir sur cet organe lui-même et en produire même quelquefois le ramollissement.

§. VIII. — Le praticien sage et prudent s'appliquera donc à distinguer la faiblesse réelle de celle qui n'est qu'apparente. Car, dans le premier cas, il devra se relâcher d'une abstinence trop sévère ; puisqu'il est certain que la privation trop rigoureuse des aliments produit des résultats non moins graves, non moins funestes qu'une alimentation trop abondante ; tandis que, dans le

second cas, il ne cherchera pas à ranimer, par
des cordiaux, des malheureux dont la débilité apparente n'est que le résultat d'une
douleur qui enchaine certaines irradiations nerveuses, pendant qu'elle en précipite une foule
d'autres, suivant la remarque de Broussais. Et
voilà ce qui rend si difficiles les règles à établir
sur la prescription du régime alimentaire. Ce
sont ces modifications continuelles que le régime
doit subir aux diverses époques de la maladie :
modifications innombrables et minutieuses qui
varient d'après la marche de l'affection, ses progrès, son amendement ; suivant l'âge, la constitution, les habitudes du sujet ; d'où découle
l'importance de bien connaître l'individu et l'in-
dividualité morbide, le sujet et la maladie.

Qu'une Gastrite se manifeste, par exemple,
chez un enfant ? Eh bien ! à cet âge, la période
suraiguë étant ordinairement très-courte, il y
aurait beaucoup d'inconvénient à le priver pendant longtemps de nourriture ; car à l'intensité
de l'inflammation succéderait une prostration
de forces d'autant plus profonde que les débilitants auraient été employés avec plus de réserve.
Non pas que je pense que l'abstinence ne puisse
être supportée dans le jeune âge. Nous avons
tous les jours sous les yeux des observations qui
nous prouvent qu'on en obtient quelquefois des

effets inespérés, d'autant que les enfants se nourrissent avec bien moins de matière alimentaire
que les adultes. Ainsi l'eau d'orge, le sirop de
gomme étendu, toutes les boissons mucilagineuses, le lait coupé ou même pur, aliments qui
pour les adultes n'ont qu'une action nutritive
extrêmement faible, constituent pour les enfants une véritable nourriture dont il importe
beaucoup de surveiller, de restreindre ou même
d'interdire entièrement l'usage.

Mais, par cela même que les enfants supportent
moins aisément l'abstinence que les adultes, il
faudra de bonne heure leur accorder une alimentation, proportionnée toutefois à l'état des forces,
sans attendre leur prostration, afin de ne pas
s'exposer à se repentir plus tard de s'être
laissé aller à des préoccupations d'inflammation
qu'on voulait détruire à tout prix par la voie des
débilitants. Or le besoin de nourriture est
d'autant plus pressant chez l'enfant qu'il est plus
près de sa naissance, parce que son organisation
plus imparfaite a besoin d'une nourriture plus
fréquemment renouvelée.

« La faiblesse radicale de l'enfance, dit le
docteur Rullier, la prédominance nerveuse de
son tempérament, l'innocuité du plus grand
nombre de ses maladies, la facilité de leurs ter-
minaisons naturelles par un sommeil tranquille et

prolongé, par les sueurs, la diarrhée, l'épistaxis; la fréquence de leurs métastases et la facilité de déranger leur marche régulière par des médications actives, sont autant de considérations qui pemettent d'avancer que les affections aiguës de cette époque de la vie exigent généralement beaucoup de prudence et une sage expectation dans le traitement qu'on leur oppose. Le repos, les délayants unis aux légers antispasmodiques, une diète qui n'a rien d'austère et qu'on ne peut trop prolonger sans péril, le temps qui s'écoule enfin triomphe, comme on sait, du plus grand nombre. »

Rappelons-nous toujours, en effet, que la constitution des enfants est éminemment nerveuse, sensible, irritable ; que l'absorption se fait avec une promptitude surprenante ; que l'estomac digère avec une extrême facilité et cependant se fatigue aisément, que les réparations alimentaires doivent être par conséquent répétées, faciles, toujours au-dessus des pertes de l'économie ; qu'il y a une singulière disposition aux spasmes, aux convulsions ,et que cette disposition augmente par toutes les causes d'affaiblissement, et on sera toujours porté à ménager les farces d'un semblable organisme, et à ne jamais les épuiser, de crainte dc porter une atteinte profonde à la constitution.

§. IX. — C'est la connaissance de toutes ces variétés, de toutes ces nuances délicates qu'on ne saurait indiquer à l'avance d'une manière positive, qui peut mettre le praticien à même de diriger habilement le régime alimentaire de ses malades. Car en médecine, dit Celse, la règle générale peut bien être absolue et constante, mais il ne s'ensuit pas qu'elle ne soit soumise à une foule d'exceptions dans la pratique : *In medicinâ ubi perpetuum est quod fieri debet, non tamen perpetuum est id quod sequi convenit.* (Lib. 7, cap. 12.....)

Ainsi les aliments liquides, que l'on prescrit ordinairement d'abord, parce qu'ils sont généralement mieux digérés que les solides, ne passent cependant pas toujours aussi bien ; et il se rencontre même des estomacs qui les vomissent tandis qu'ils retiennent parfaitement les aliments solides.

Il n'est pas de praticien, en effet, qui n'ait vu des malades ne pouvant digérer ni le lait, ni le bouillon, et qui digéraient parfaitement le pain et la viande. Quelques-uns ne peuvent supporter le bouillon tiède, tandis qu'ils le digèrent parfaitement quand il est pris froid ou même à la glace, comme nous en avons eu plus d'une preuve chez les convalescents du choléra ; tandis qu'il en est d'autres dont le rétablissement ne s'obtient qu'avec des aliments pris à une température extrêmement élevée.

Aussi, pour nous résumer, nous pourrions dire avec Van-Swieten : « *Nullum alimentum*
» *universali titulo salubre dici potest, et qui rogat*
» *quodnam est salubre alimentum, id facit ac si*
» *quæreret quisnam sit ventus secundus, non*
» *cognito itinere.* »

VII

Du Régime Alimentaire dans les affections chroniques de l'Estomac.

On a donné le nom de maladies chroniques à des affections dont la marche est lente, et dont les effets ne sont pas précipités ; à celles dont les causes ne produisent, durant un long espace de temps, que des excitations modérées, suscitant dans l'harmonie générale des troubles plus ou moins profonds, et dont les fàcheux résultats ne se font sentir dans l'économie que progressivement et longtemps après qu'ils ont commencé. Ces affections ne sont souvent aussi que la conséquence de maladies aiguës mal guéries.

Or si le régime est chose si importante dans le traitement des maladies aiguës, que sera-ce donc pour ces affections qui durent des années entières avec des intervalles de santé plus ou moins longs, et dont la marche pourrait être précipitée par l'emploi de remèdes énergiques? D'ailleurs, les maladies qui ont persisté assez longtemps dans l'économie pour altérer la constitution, se dérobent souvent à l'action de tous les remèdes. Aussi, dit Leclerc, qui sait si les effets obtenus ne sont pas dus plutôt à l'influence d'un régime convenable et bien ordonné qu'à des médicaments souvent pour le moins inutiles? De là le précepte si connu dans la plupart des maladies lentes : *Medicos et medicamenta fuge.* Ne pourrait-on pas admettre, en effet, que la seule méthode de traitement raisonnable est celle dont l'action progressive étant plus en rapport avec la marche de la nature, s'oppose d'une manière plus efficace aux progrès du mal et en efface insensiblement les traces? Or, rien de plus propre à remplir toutes ces conditions que la prescription d'un régime alimentaire bien entendu et longtemps continué. Voyez, d'un autre côté, combien il est difficile d'apprécier, au juste, la part d'influence que peut avoir un médicament quand il survient de l'amélioration ? puisque, si vous administrez une substance tonique et stimulante, vous conseillez en même temps des aliments substantiels qui vont produire des phénomènes nouveaux que l'on

attribuera peut-être à tort aux médicaments administrés.

Il eût il serait assez philosophique de conclure
que les succès obtenus dans les maladies chroniques sont bien moins le produit de l'action des
médicaments, que le résultat complexe d'influences distinctes, telles que la nourriture,
l'exercice, les bains dont la puissance ne peut
être contestée. N'était-ce pas surtout dans les
affections chroniques que les anciens attribuaient
une si grande importance aux mouvements salutaires de l'organisme et à la force médicatrice,
cette loi d'harmonie, de sympathie d'après laquelle les corps vivants se réparent d'eux-mêmes
et reviennent à leur état normal primitif ?
Aussi la médicine d'Hippocrate, dans les maladies chroniques, se bornait-elle d'une manière
presque absolue à la prescription du régime
alimentaire, de l'exercice, des bains et des frictions. Galien nous dit qu'il a vu un grand nombre
de maladies chroniques céder à l'emploi seul de
la diète atténuante. Sydenham avertit que les
médicaments ne suffisent pas pour la guérison
des affections chroniques et qu'il faut porter toute
son attention sur le régime du malade.

Baglivi commence par une observation curieuse le chapitre de son ouvrage qu'il intitule :
De ciborum delectu, sive de methodo curandi

(235)

*quamplures per opportunum ciborum genus, **sive**
ope remediorum.*

« *Animadvertes, inquit, in praxi aliquos ægros*
» *fluxionibus et diuturnis morbis obnoxios, tem-*
» *pore quadragesimali convalescere. Paschate ite-*
» *rùm ob esum carnium languescere. Observabis*
» *etiam quosdam morbos ab obsoleto esu caulium,*
» *leguminum, olerum, piscium, aliorumque ci-*
» *borum hujus modi evanescere, cibis verò **boni***
» *succi exacerbari et crescere.* » Ce qui a fait dire
à Broussais que les médicaments ne sont que
pour les maladies passagères; que c'est à l'hygiène qu'il faut demander la cure des affections
invétérées. et, surtout, de celles qui sont liées
au plan même de l'organisation, et à la manière
dont les fonctions sont modifiées par les agents
dont nous sommes journellement influencés·
(*Phleg. Chr., t.* 2. *p.* 235.)

Il suffirait, d'ailleurs, pour prouver les bons
effets du régime dans les maladies chroniques,
de citer l'exemple du célèbre Cornaro Vénitien
qui, atteint à l'âge de 25 ans de maux d'estomac,
de douleur de côté, de fièvre lente, de la goutte‘
abandonna tous les médicaments qui ne servaient
qu'à délabrer de plus en plus sa santé, et s'im-
posa un régime sobre et simple. L'effet de ce
genre de vie fut tel que ses infirmités disparurent
pour faire place à la santé la plus heureuse avec

laquelle il vécut au delà de cent ans, en réglant invariablement chaque jour la quantité des aliments qu'il devait prendre, après avoir failli périr pour s'être écarté une fois de cette règle admirable de conduite.

Disons néanmoins, pour être justes, que le perfectionnement du diagnostic et les progrès de l'anatomie pathologique nous ayant donné une connaissance plus approfondie de la marche et du développement des altérations morbides des tissus, nous avons dû nécessairement substituer, dans plusieurs cas, une médication énergique à l'inaction de l'ancienne médecine, et que ce n'est pas sans des motifs justifiés par plus d'un succès que nous ne nous en rapportons pas toujours, comme Stahl, à la puissance de la nature dans les maladies chroniques.

Pour mettre autant que possible de l'ordre et de la clarté dans le sujet qui nous occupe, nous diviserons en deux parties les affections chroniques de l'estomac.

Dans la première, nous examinerons quel est le régime alimentaire le plus convenable quand l'état morbide est le résultat d'une lésion organique. Dans la seconde partie, nous rechercherons quels sont les aliments qui peuvent être donnés avec le plus de succès dans ces affections chroniques des organes de la digestion qui se présentent accompagnées de simples troubles des fonctions, sans lésion appréciable des tissus.

VIII.

Affections chroniques de l'estomac dues à une lésion matérielle.

Un des plus grands titres de gloire attachés à la mémoire de Broussais, est sans doute d'avoir démontré qu'un certain nombre de groupes de symptômes qu'on regardait généralement avant lui comme liés à un état de faiblesse, d'inertie des organes digestifs, pouvait dépendre, au contraire, de la désorganisation phlogistique d'un ou de plusieurs de ces viscères.

C'est ainsi que nous lisons dans le traité des phlegmasies chroniques, des observations fort intéressantes de malades traités comme hypocondriaques, qu'on regardait comme atteints d'obstructions, de dyspepsie essentielle, et qui périssaient avec des désordres effrayants dans les organes de la digestion.

Nous le savons d'ailleurs, c'était surtout dans les maladies chroniques que les toniques stomachiques, que les fortifiants généraux étaient autrefois en grand honneur ; et nous devons convenir que si Broussais a été trop exclusif dans la proscription des toniques en général, il a du moins prouvé qu'en bannissant du régime des individus atteints d'affections chroniques des voies digestives les liqueurs fermentées et tous les stomachiques employés d'une manière si abusive, on pouvait obtenir un grand nombre de guérisons. Témoins, ces enfants atteints de phlegmasie mésentérique et que l'on traitait par les stimulants de toute espèce. L'erreur a été, comme nous l'avons dit ailleurs, d'avoir voulu faire jouer à la phlogose de l'estomac un rôle trop étendu, et d'avoir négligé, dans l'ardeur avec laquelle on soutenait que toute maladie était primitivement locale, l'étude des diathèses et des phénomènes dynamiques, point si important de pratique médicale.

IX.

Gastrite Chronique.

Si la raison de l'homme pouvait le servir assez puissamment pour le décider, lorsqu'il éprouve quelque dérangement dans ses digestions, quelques douleurs épigastriques, à imiter les animaux qui, lorsqu'ils sont malades, s'abstiennent de tout aliment, et guérissent promptement par les seuls secours de la nature ; s'il avait assez d'empire sur lui-même pour se borner à quelques aliments adoucissants , à quelques boissons mucilagsneuses , il verrait disparaître promptement la plupart de ces maux d'estomac survenus sous l'influence d'un régime trop stimulant, et qui engendrent, à la longue, les lésions organiques les plus redoutables. Convenons, en effet, que beaucoup de maladies chroniques du tube digestif sont entretenues par la nature et la quantité des aliments. Car, encore bien que l'on ait confondu, dans ces derniers temps, des affections purement nerveuses avec des gastrites chroniques, nous devons reconnaître, du moins, que si toute affection vitale peut, par sa persistance, donner naissance à une lésion matérielle, de simples troubles de la digestion, dus dans le principe à la perversion de la portion du système nerveux qui préside à la chymification, pourront aussi, par l'usage répété des stimulants, des liqueurs alcoholiques, changer plus tard de caractère et devenir symptòmatiques d'une véritable gastrite.

Or donc, la gastrite chronique , soit qu'elle se developpe sous l'influence d'ingesta qui , en exaltant la sensibilité de l'estomac, conduisent plus ou moins rapidement ce viscère à un véritable état phlegmasique , soit qu'elle succède à la gastrite aiguë , réclamera , dans tous les cas, un traitement analogue sous beaucoup de rapports à cette dernière, puisque l'organe malade se trouve également ici en contact immédiat avec les aliments qu'il ne transmet aux intestins qu'affaiblis, dénaturés par son action, si même il ne les absorbe pas presqu'en totalité. Le régime alimentaire devra par conséquent être d'autant plus sévère que la gastrite chronique sera plus grave, et l'on ne redoutera pas trop d'affaiblir le malade ; car, suivant la remarque de Broussais, les membranes muqueuses resistent longtemps à la désorganisation. Si l'on obtient si peu de guérisons dans les maladies chroniques, c'est que les malades sont rarement assez dociles pour s'astreindre aux règles sévères du régime alimentaire aussi longtemps qu'exigerait le retour gradué et progressif des tissus lésés à l'état sain. La diminution de la phlegmasie ranime l'appétit ; or la suite de cet appétit est un travail plus grand de la part de l'estomac, et les progrès vers la guérison sont ainsi nécessairement entravés.

Cependant, n'oublions pas nous mêmes qu'il est de précepte de ne pas user, dans les affections chroniques qui ne presentent qu'un danger éloigné, de la même rigueur que dans les maladies aiguës. « La grande diète dans les maladies longues, dit Ambr. Paré, est dangereuse, parce

que les malades deviennent émaciés et hétiques. »
Nous ne devons pas non plus perdre de vue plusieurs considérations importantes signalées déjà
ailleurs, telles que l'âge, le sexe, l'habitude, la
constitution, etc. Ainsi quand nous lisons dans
les auteurs, que certaines affections gastro-intestinales, telles que la dyspepsie, l'hypocondrie,
se guérissent par les progrès de l'âge ; c'est que
la phlogose, quand toutefois celle-ci en est le
principe, n'a pas été portée assez loin pour désorganiser la muqueuse gastrique ; alors la sensibilité diminue avec l'âge, et on peut recourir
avec succès à une alimentation stimulante qui
n'aurait pas été sans inconvénient à une autre
époque de la vie. Il faut encore, quand il s'agit
d'accorder ou de refuser des matériaux à la réparation, d'obéir ou de résister aux nécessités
qui appellent ordinairement la nourriture, tenir
compte de la constitution, du tempérament.
Ainsi, et c'est une vérité pathologique qu'on ne
saurait trop répéter, chez certains malades le
plus léger irritant introduit dans les voies digestives sera l'occasion du développement des
accidents les plus graves, tandis que chez
d'autres les plus violents drastiques resteront
sans effet.

Il est des sujets à sentiment obtus, et ce sont
surtout les individus blonds et lymphatiques,

donf l'organisme se détruit par une effrayante dissolution ; presque sans souffrances, ils se consument dans une espèce de torpeur apyrétique ; tandis que les individus à appareil sanguin riche, auront plus de fièvre, seront plus sujets aux hématémèses ; mais souffriront encore moins que ceux dont le système nerveux est beaucoup plus actif et plus mobile.

Dans les saisons froides et humides, de même que dans les régions où règne une semblable température, la susceptibilité de l'estomac pourra s'accommoder d'une plus forte dose d'excitants, pourvu toutefois qu'on entretienne l'organisme dans un dégré d'action modérée ; car une inflammation violente, une désorganisation prompte des tissus, pourraient être le résultat de l'activité des excitants et de l'excès de susceptibilité individuelle. Pour prouver toute l'importance que l'on doit attacher, dans le traitement des maladies chroniques, au caractère différent qu'elles peuvent révètir dans chaque saison, il me suffira de rappeler l'observation de Grant relative à une femme qui ayant eu pendant très-longtemps une toux dont elle avait été délivrée, au mois de janvier, par des saignées et l'appareildes moyens antiphlogistiques, ne fut guèrie de la même toux dont elle avait été reprise au mois de juillet, que par les évacuants des premières voies.

Rappelons-nous encore qu'il faut faire quelques concessions à l'habitude. Ainsi quand les lésions de la muqueuse gastro-intestinale ne troublent les fonctions que par intervalle, on devra permettre quelques doses de vin, quelques aromates légers combinés avec les muqueux; car, dit Broussais, le relâchement succède toujours à l'excès d'excitation. On peut donc essayer les aliments stimulants, et, s'ils fatiguent le malade, on les suspend pour y revenir à moindre dose, à moins que l'idiosyncrasie de l'estomac ne les repousse encore ouvertement.

C'est ainsi qu'en observant tout on pourra, à l'aide des seuls moyens hygiéniques sagement dirigés, donner à toutes les fonctions une direction salutaire, et détruire, avec le temps, la prédominance des organes digestifs, de manière à rétablir l'équilibre dans l'organisme.

Mais pour nous occuper d'une manière plus spéciale de notre sujet, nous établirons en principe, avec Broussais, que, tant que les muscles ne sont pas exténués, le sujet ne saurait être cosidéré comme en marasme, et qn'on ne doit pas trop se hâter, par conséquent, de lui faire prendre des stimulants et des toniques? d'autant que la gastrite chronique s'accompagne presque toujours d'un dégoût et d'une anorexie absolus. Si néanmoins la faim était impérieuse, et que le malade éprouvât un véritable besoin de réparation, il faudrait surveiller attentivement l'état général, afin de s'assurer si la nourriture qu'on accorde n'excite pas trop vivement le système artériel, et ne suscite pas dans l'économie des mouvements fébriles trop violents.

Quelle que soit la débilité qui accompagne les irritations, celles-ci fournissent seules les indications, tant qu'elles sont assez violentes pour s'exaspérer par l'ingestion des matériaux alibiles et des médicaments stimulants. Aussitôt que le contraire a lieu, la débilité fournit des indications qui se combinent avec celles qui dépendent de l'irritation ; enfin, lorsque celle-ci a cessé, la débilité devient la maladie principale ; mais l'irritabilité des organes exige de grands ménagements dans l'emploi des stimulants. (*Broussais, Pror.* 428.)

Chez les malades atteints d'une phlegmasie chronique des voies digestives, le lait donné peu à peu, mais en telle quantité qu'il puisse servir à la fois de boisson, d'aliment et de remède, est, dans beaucoup de cas, ce qu'il y a de plus convenable. Il possède, en effet, une vertu émolliente propre à diminuer le ton des tissus vivant, à affaiblir l'énergie de l'appareil digestif, en même temps que, par sa propriété nutritive, il laisse toujours assez de force matérielle pour que tous les actes de la vie conservent leur intégrité et leur régularité habituelles.

On le conseillera donc dans la phlogose lente de l'estomac, surtout si cette phlogose dépend d'un empoisonnement déterminé par une substance âcre et corrosive, ou quand elle est accompagnée d'érosions considérables de la membrane muqueuse ; cas dans lequel Ambr. Paré le donnait comme unique aliment.

Un jeune homme vomissait depuis 8 mois tout ce qu'il prenait. Il existait une irritation pathologique de l'estomac qui avait déjà occasionné un état de consomption et un amaigrissement inquiétant ; la rougeur de la langue et la roideur fébrile du pouls annonçaient une excitation morbide qu'il fallait chercher à réprimer et qui avait résisté à tous les moyens employés jusqu'alors. Je lui conseillai du lait froid pour unique aliment et un bain frais tous les deux jours.

Au bout de quelques semaines, tous les accidents fébriles étaient modérés ; l'activité morbide des principaux appareils surexcités sympathiquement était calmée et l'appétit se prononçait avec énergie. Je passai alors à la décoction d'orge, aux panades, aux bouillies de maïs, de riz qui furent parfaitement digérées ; puis les végétaux tendres, le poisson blanc, les fruits sucrés et bien mûrs, les viandes blanches données peu à peu et progressivement avec du pain de gruau d'abord; et pour boisson, de la bière coupée avec l'eau de Seltz , rétablirent en peu de temps cet intéressant malade.

Quoique le lait soit l'aliment le plus convenable dans les phlegmasies chroniques de l'estomac, nous devons dire cependant qu'il n'est pas également bien digéré par tous les individus. Alors on peut le prescrire coupé avec une légère infusion de feuilles d'oranger, avec un peu de magnésie quand il existe des acides dans les premières voies, avec une décoction de lichen d'Islande dont on enlève le principe amer, si l'estomac est trop irrité, et que l'on conserve, au contraire, si les digestions sont pénibles et laborieuses. La décoction sucrée de salep au lait, celle de glands doux d'Espagne réduits en poudre et torréfiés , seront plus particulièrement indiqueés quand il existe du dévoiement. Coupé avec de l'eau d'orge ou du bouillon de veau, le lait réussit mieux en cas de constipation.

Martian et Vallerius remarquent que le mélange de lait et de vin était très-commun autrefois chez les anciens dans les maladies chroniques, et que c'est bien à tort que les modernes y ont renoncé, dans la crainte que le vin ne fasse aigrir le lait.

Après le lait, viendront les fécules qui nourrissent beaucoup sans réagir fortement sur l'estomac, telles que le sagou, le tapioca, l'arrowroot et surtout le maïs.

C'est ainsi que Hufeland conseille de donner seulement une demi-once de fécule préparée au lait, soir et matin, dans ces affections chroniques des organes digestifs qui sont comme identifiés avec un état de maigreur, de consomption et de fièvre lente. Huxham ordonnait, en pareil cas, la gelée desagou et les panades.

Mais comme les fécules finissent quelquefois par affadir le goût et la bouche, on peut les aromatiser avec l'eau de canelle, la muscade, le girofle, l'eau de fleur d'oranger, suivant le goût du malade ; car Broussais nous dit lui-même qu'il est utile de permettre des doses légères de vin, ou quelques aromates légers combinés avec les muqueux, aussitôt qu'il ne paraît plus aucun trouble sympathique. On essaie les stimulants, au moment où le malade n'accuse plus que de la débilité, et lorsque la douleur brûlante, concinante, gravative ou astringente, a fait place à un sentiment de froid rapporté au creux de l'estomac, et qui semble augmenter la faiblesse. (*Brous.*)

La diète amilacée et féculoïde convient également dans les ulcérations de la surface gastrique, dans l'induration squirrheuse avec hypertrophie du tissu cellulaire chroniquement enflammé, pour combattre l'inflammation des vaisseaux gastriques qui entourent les ulcérations cancéreuses, pour prévenir les vomissements qui sont souvent si pénibles et si fréquents, pour diminuer ces sensations de déchirement, de cuisson, qui font le supplice des malades, et qu'augmenterait une alimentation stimulante.

C'est ainsi que Bayle et le docteur Cayol ont observé des cas de cancer du tube digestif où la diète blanche et l'eau pure avaient singulièrement amélioré l'état des malades déjà considérablement amaigris.

Callisen, Pouteau, le docteur Récamier sont également parvenus à guérir un certain nombre d'engorgements cancéreux par le *cura famis*. Dans ces cas, la résorption s'exerce d'abord sur les produits morbides qui opposent moins de résistance, parce qu'ils ont moins de vitalité et d'indépendance (*Strure.*); de même que chez les sujets bien portants la graisse est résorbée la première. Aussi l'eau pure tant vantée par Pouteau, ne concourt à diminuer le volume des tumeurs cancéreuses qu'en imprimant à l'action absorbante une plus grande énergie; et elle a surtout cet effet salutaire quand les tissus ne sont encore le siège que d'une tuméfaction patholo-

gique , qu'il n'existe qu'un endurcissement
glanduleux, ou bien quand la dégénérescence est
peu avancée. Mais à l'époque de la suppuration,
quand les tissus sont degénérés, qu'il n'y abonde
plus que des sucs blancs, une diète trop sévère
ne ferait que favoriser l'absorption, tout en exaltant les propriétés vitales de l'organe souffrant ;
tandis qu'une alimentation médiocrement réparatrice fera descendre l'organisme à un degré
d'impressionabilité tel que le cancer ne les ré-
veillera pas. Si, d'un autre côté, le squirrhe
occupait les pourtours des orifices de l'estomac,
le passage journalier de la pâte alimentaire
pourrait encore être avantageux, en retardant
le rétrécissement des orifices.

§. III. — On trouve dans les auteurs des observations qui tendraient à prouver qu'un usage
prolongé des toniques et des stimulants a ramené
à leur condition normale des estomacs atteints
d'obstruction et dont les parois étaient engorgées;
d'où l'on a conclu que les substances toniques
étaient d'excellents stomachiques. Si ces agents
ont produit un effet aussi salutaire, c'était sans
doute en établissant dans les parties malades
un autre mode d'absorption et de nutrition qui
renouvelait peu à peu leur substance.

Ainsi, les tuniques gastriques sont-elles hyper-
trophiées? un peu de vin généreux développe

quelquefois l'énergie de l'estomac, en exagérant l'action vitale. Bien plus, l'on a constaté que lorsqu'un ou plusieurs endroits de l'organe gastrique étaient affectés d'induration squirrheuse, une cuillerée d'eau de vie, quelques gouttes d'éther réussissaient souvent à calmer, pour un moment, les rapports, les vomituritions des sucs acides que sécrètent les points de la muqueuse qui sont dans une condition morbide. Ne soyons donc pas surpris si un emploi journalier et prolongé des toniques et des stimulants a pu changer le mode morbide, en opérant à la longue la modification organique que l'on désirait obtenir. Voilà pourquoi les anciens conseillaient, sous le titre d'apéritifs, de fondants, de désobstruants, des médicaments toniques dans les cas d'embarras des viscères, d'endurcissement, de dégénérescence de leur tissu; et les médecins italiens les donnent encore aujourd'hui sous le nom de contro-stimulants; mais en même temps ils ont recours à la saignée. Cette pratique a procuré jadis dans notre ville, à un médecin célèbre à plusieurs titres, les succès les plus éclatants. Le docteur Desplantes dont les doctrines se sont perpétuées dans la pratique de ses fils, associait à une alimentation tonique de petites saignées, répétées à des intervalles très-rapprochées. Or l'opération simultanée de la saignée et d'une nourriture substantielle produit dans la partie malade les modifications les plus heureuses; et, plus d'une fois, j'ai vu, sous l'influence de ce traitement auquel a bien voulu m'initier le docteur Thomas Desplantes, des endurcissements, des dégénérescences de tissus se modifier de la manière la plus heureuse, alors qu'une diète adoucissante et délayante avait été impuissante pour arrêter les progrès d'une lésion viscérale, qui cédait à une alimentation tonique et à de petites saignées fréquemment répétées.

Sans doute, quand ne s'arrêtant pas à la forme de la maladie le praticien cherche à en pénétrer le fond, à en connaître l'essence, il se décide difficilement à l'administration d'une alimentation stimulante, surtout lorsque le sujet est brun, maigre et irritable. Cependant il est d'observation que, dans les cas d'ulcérations récentes et superficielles, l'impression des stimulants peut, en changeant le mode de vitalité, décider leur cicatrisation. Quand encore un état de relâchement, de ramollissement des tissus vivants semble émousser l'aiguillon des molécules stimulantes; ou bien quand, par une diminution de l'influence nerveuse, les tissus organiques sont tombés dans l'atonie, que la sensibilité est moins vive, plus obtuse, il devient nécessaire de combattre par des aliments faciles à digérer, mais légèrement stimulants, et par quelques doses d'un vin généreux cette inégale répartition des forces, cette langueur, cette inertie dans les fonctions vitales qui résultent de la privation de matériaux nutritifs.

L'influence corroborante qu'exercent alors ces ingesta sur l'appareil gastrique, facilite l'acte de la digestion, rend cette fonction plus régulière et remédie au gonflement pénible qui se manifeste après chaque repas. Car, dit Broussais, l'indication de solliciter l'estomac par les toniques peut résulter des rots, des borborygmes et des coliques qui accompagnent les digestions, lorsque ces accidents disparaissent avec des aliments d'une propriété plus irritante.

La pratique de la médecine prouve encore tous les jours la grande efficacité des aliments toniques dans certaines affections chroniques des organes digestifs où la crase du sang est atténuée, quand ce liquide a perdu sa coagulibilité et que les solides partagent à un haut degré cette disposition; dans ces affections scorbutiques, par exemple, où l'existence d'hémorrhagies qui menacent prochainement la vie nous fait un devoir de recourir aux substances toniques astringentes. Celles-ci impriment aux membranes muqueuses et musculaires de l'estomac ramollies et impuissantes, un resserrement salutaire de leurs fibres, d'où résulte un exercice plus libre, plus facile des digestions. C'est surtout chez les sujets blonds, grêles, à système sanguin inactif, qu'une alimentation légèrement tonique et stimulante peut ranimer la vitalité des tuniques gastriques, et corriger la lésion matérielle par un mode de nutrition plus régulier et plus actif.

Les succès que l'on obtient alors de l'usage prolongé des eaux minérales et principalement des eaux ferrugineuses, se rapportent toujours plus ou moins à la diète tonique et stimulante.

Stahl, qui ne partageait pas l'enthousiasme de son collègue Hoffmann pour les eaux minérales, préférait un régime un peu stimulant pour réveiller le ton de l'estomac, pour corriger la flatulence et favoriser les mouvements toniques producteurs du flux hémorrhoïdal.

Cependant on peut retirer de grands avantages des eaux de Seltz ; de celles de Cauterets, de Spa ou de Vichy données, suivant les indications, dans beaucoup d'affections chroniques du tube digestif. Dans l'inflammation symptomatique de l'estomac, par exemple, qui accompagne les maladies du cœur et qui n'est plutôt qu'une espèce d'injection morbide exigeant une alimentation légèrement tonique et stimulante pour combattre le relâchement du tissu muqueux, les eaux minérales acidules sont spécialement indiquées. pour soutenir les forces de l'estomac, diminuer l'engorgement des vaisseaux capillaires de la muqueuse gastrique, et concourir, en se mêlant avec les aliments, à rendre les digestions plus parfaites.

§. IV. — Quoiqu'il en soit, le régime adoucissant, féculent, mucoso-sucré, et les boissons analogues seront, le plus ordinairement, dans la gastrite chronique, les meilleurs stomachiques pour obtenir la guérison des malades chez lesquels la phlogose n'aura pas désorganisé la muqueuse, ou même le viscère tout entier. C'est dans ces phlégmasies insidieuses du tube digestif qui, n'étant pas assez intenses, à leur début, pour susciter des troubles généraux dans l'organisme, échappent à un examen superficiel, et ne se présentent au praticien que sous l'apparence d'une dyspepsie asthénique, d'une faiblesse d'estomac, que les liqueurs spiritueuses, que les substances alimentaires âcres, épicées, stimulantes, ou trop animalisées, sont nuisibles ; car les tissus gastriques qu'anime une sensibilité exagérée, morbide, s'irritent de leur impression. Ainsi donc quand, sous l'influence de ce régime, l'anorexie s'accroît, qu'il existe un sentiment de plénitude assez considérable après chaque repas, des rapports nidoreux , des borborygmes, du dévoiement, de la lassitude et des douleurs dans les lombes, on devra substituer aux aliments toniques et stimulants un régime féculent et mucoso-sucré. C'est ainsi que chaque praticien a pu voir, principalement pendant les chaleurs, et chez des sujets bruns, maigres, irritables, un changement surprenant s'opérer bientôt sous l'influence d'une nourriture douce et émolliente substituée à une alimentation trop excitante. Ne voyons-nous pas, en effet, l'hypocondrie, la dyspepsie, la boulimie, les obstructions, s'exaspérer par les désobstruants et les fondants, quand ces phénomènes morbides sont dus à une altération chronique des tuniques de l'organe gastrique, tandis qu'une guérison prompte et facile est souvent le résultat d'un régime adoucissant? Aussi Pinel ne manquait-il jamais de recommander les fruits, le laitage, le régime doux et végétal aux hypocondriaques, aux vaporeux, aux prétendus obstrués, lorsqu'après avoir épuisé les fondants, les apéritifs, les stomachiques les plus vantés, ils venaient lui demander la fin de leurs tourments. Et Broussais ne nous montre-t-il pas nombre d'individus dans un état d'inappétence, avec des nausées continuelles et une tristesse insurmontable, conduits peu à peu au marasme sous l'influence des toniques et des stimulants, et qui se guérissaient assez promptement en abandonnant toute espèce de médicaments, et en se bornant à une nourriture légère, telle que des panades, du riz ou tout autre aliment approprié à l'état de l'estomac?

C'est surtout quand il existe une douleur dans un point fixe, une dyspepsie enracinée et accrue par l'ingestion des stimulants, qu'il y a lieu de croire à une altération matérielle dont on ne pourra obtenir la guérison que par un régime gélatineux, doux et végétal J'ai vu dans plusieurs cas semblables, le tapioca qu'on avait soin de laisser macérer 5 à 6 heures dans de l'eau froide, avant de le faire cuire. pris comme unique aliment, rétablir des estomacs tout-à-fait délabrés, de même encore que la farine de maïs.

Le docteur Pomme, dans son traité des vapeurs, prétend avoir apaisé une foule de symptômes nerveux avec l'eau de veau, de poulet, avec les émulsions et autres boissons du même genre; mais ces moyens qui réussissent si peu dans les névroses gastro-intestinales, surtout quand on insiste sur leur usage ne s'adressaient-ils pas à des lésions de la muqueuse gastrique, plutôt qu'à de simples troubles fonctionnels?

D'ailleurs ici, plus encore que dans les maladies aiguës, il est prudent d'accéder quelquefois aux désirs des malades, ou du moins de ne pas les contrarier avec opiniâtreté; la nature nous inspirant plus souvent qu'on ne croit le goût des aliments propres à séconder ses vues.

C'est ainsi que Van-Swiéten rapporte que des mélancoliques refusaient toute espèce d'aliment, excepté les cerises et les fraises. Pendant plusieurs semaines, ils prirent tous les jours plus de vingt livres de ces fruits et trouvèrent dans ce régime une parfaite guérison.

Desbois de Rochefort parle d'un homme qui tourmenté depuis longtemps par une affection hypocondriaque, avec fièvre intermittente et engorgement des viscères du bas-ventre, acheta plusieurs arpents de vigne et se guérit en les dévastant pendant la saison des raisins.

§. V. — La dose des aliments ne mérite pas moins d'attention que leur choix.

Il est difficile de préciser au juste la quantité qu'on en doit permettre : on se réglera sur la facilité avec laquelle ils passent, et sur les effets de leur digestion dans la partie inférieure du canal digestif.

Dès que l'estomac supporte les aliments féculents sans qu'il en résulte de malaise ni de dévoiement, on passe à une nourriture plus solide; aux œufs, aux végétaux tendres et mucoso-sucrés, aux poissons légers, à la viande, en suivant les gradations que nous avons déjà indiquées et nous rappelant les observations faites à l'article de la gastrite aiguë.

§. VI. — Nous avons déjà parlé ailleurs de l'influence que l'estomac exerce sur les autres organes, grâce à ses connexions sympathiques. N'oublions donc pas que ce viscère est lié par sympathie au tégument externe, ainsi que nous en avons la preuve par l'ingestion de certains aliments, tels que les moules, par exemple, qui déterminent souvent des éruptions à la peau. Car dans toutes les affections chroniques gastro-intestinales qui accompagnent les maladies cutanées, nous prescrirons un régime alimentaire en harmonie avec l'état de l'estomac et de la peau. La diète végétale sera généralement la plus convenable; mais on choisira parmi les végétaux ceux qui contiennent un principe amer propre à ranimer les fonctions languissantes de l'estomac et à favoriser la digestion. On évitera avec soin les viandes salées et fumées, les substances huileuses, les vins acides et la mauvaise bière. L'eau est de toutes les boissons celle qui mérite la préférence : *Miror cur in herpetibus in quibus humectandi et refrigerandi consilium est, non potiùs ad aquam accedamus* (Baillou, lib. 1, Epid.)

Le bouillon de veau ou le petit-lait avec le suc dépuré de cerfeuil, la diète lactée produisent d'heureux résultats, surtout au printemps. Rappelons-nous, toutefois, que la sobriété est indispensable pour la guérison de ces affections; car le plus petit travail de l'estomac réagit sur la partie malade et provoque souvent alors des démangeaisons insupportables. S'il existait néanmoins une langueur bien marquée des forces digestives, surtout chez des sujets à complexion froide et lymphatique, la diète tonique jouirait d'une grande efficacité. Elle tiendrait, en effet, le ventre libre, en reveillant la vitalité des gros intestins qui n'ont pas assez d'énergie pour expulser les matières fécales accumulées dans leur intérieur. Sydenham qui, en pareil cas, préconise les vertus des aliments amers, nous dit que, dans ces affections, il suffit de rendre les digestions plus parfaites pour opérer des choses étonnantes.

§. VII. — Comme il nous semble inutile d'entrer dans de plus longs détails, puisqu'il est impossible et qu'il n'est pas d'ailleurs nécessaire de prévoir tous les cas, nous terminerons ce chapitre par quelques propositions de Broussais qui trouveront ici une juste application.

« La débilité produite par les hémorrhagies excessives exige des aliments gélatineux, albumineux et féculents avec un peu de vin rouge, quelques astringents et des toniques fixes; mais elle repousse les aliments de haut goût. (*Prop.* 441.)

» Les hydropisies qui proviennent de la mauvaise assimilation disparaissent par les toniques, l'air sec, chaud et lumineux, les bons aliments et les remèdes du scorbut, si cette maladie co-existe. (*Prop.* 395.)

» Les hydropisies qui sont dues à la disette, aux hémorrhagies et autres causes d'épuisement, se guérissent par les toniques, les bons aliments, le vin, l'alcohol et les diurétiques, lors qu'il n'existe point de désorganisation dans les vis-cères; mais il faut beaucoup de soin pour gra-duer la restauration. (*Prop.* 396.)

X.

Affections chroniques de l'estomac qui ne sont liées à aucune altération matérielle appréciable.

§. I. — Les différentes maladies que nous venons de passer en revue ont, pour le praticien, avons-nous dit, ce caractère très-important à savoir, qu'elles dépendent de causes physiques ou organiques. Mais il est des cas où les fonctions d'un organe peuvent être altérées; celui-ci ne révélant aucune lésion matérielle appréciable. Ces lésions vitales dont le caractère est l'absence d'altération de tissus, sont désignées sous le nom de névroses, ou de névralgies si la douleur pré-domine. Sans doute, les progrès de l'anatomie pathologique ont considérablement rétréci le cadre de ces affections dont l'essence est profondément ignorée. Néanmoins il reste encore aujourd'hui prouvé pour un grand nombre de praticiens que les organes de la digestion peuvent être dérangés dans leurs fonctions et présenter ou des symptômes absolument semblables à ceux qui annoncent une altération organique, ou d'autres qui n'en diffèrent souvent que par des nuances bien fugitives, tous les tissus de l'organe conservant une intégrité parfaite.

Ces symptômes, il est vrai, pourront par leur persistance dans un tissu, en modifier plus ou moins la nutrition; une affection vitale pouvant donner naissance à une lésion matérielle, une maladie purement nerveuse à une altération organique; mais ces lésions n'en reconnaîtront pas moins pour cause, dans le principe, une simple perversion de l'innervation.

Or, il est bien important, pour les règles diététiques, d'établir que les organes digestifs peuvent être atteints d'affections purement nerveuses, c'est-à-dire de simples lésions de la sensibilité, sans altération de structure. Ces affections s'aggravent et se développent même souvent sous l'influence d'une abstinence rigoureuse et trop prolongée; car l'innervation viscérale ne trouvant plus à consumer son activité dans un exercice normal et régulier, suscite dans l'économie mille troubles qui consistent en mouvements vicieux et désordonnés. C'est que l'estomac ou plutôt le centre épigastrique, ce sensorium commun du sens vital, est le foyer d'où s'élève le plus de troubles fonctionnels dans l'état pathologique, puisqu'il est, pour ainsi dire, chargé d'exprimer le malaise et la souffrance des autres organes; et il entre en éréthisme par suite de la privation ou de l'insuffisance de ses stimulants physiologiques, les aliments et le sang.

Aussi Hippocrate et Sydenham, ces observateurs si judicieux, avaient-ils remarqué que le sang est le calmant des nerfs: *sanguis moderator nervorum*.

« C'est dans le sang, dit Sydenham, que se régénèrent les esprits animaux. »

N'observons-nous pas tous les jours, en effet, qu'une trop grande spoliation du sang, en livrant le système nerveux de la vie organique à des sensations et à des mouvements désordonnés et sans but, devient ainsi la source la plus efficace des névroses? C'est là pourquoi les femmes trop abondamment réglées sont tourmentées par des vapeurs et des maux de nerfs qui troublent la digestion, et font croire trop souvent à de véritables gastrites.

Si alors les malades sont soumis à une abstinence rigoureuse, l'éréthisme local devient bientôt plus considérable et les désordres généraux augmentent; tandis que les aliments analeptiques, en rendant au sang privé de sa fibrine et de son principe colorant les élements organisables et réparateurs qui lui manquent, font cesser tous ces désordres.

En général donc, quelleque soit la forme qu'affectent les maladies nerveuses de l'estomac; qu'elles soient caractérisées par des douleurs erratiques et vagues, des crampes, des spasmes, etc.; ou bien qu'elles offrent quelques symptômes prédominants, tels que la dyspepsie, l'anorexie, la boulimie: tous ces phénomènes morbides, quand ils tiendront à une prédominance vicieuse de l'innervation viscérale; toutes ces anxiétés épigastriques avec éructations bruyantes et flatuosités; toutes ces gastralgies qui s'accompagnent de spasmes de l'œsophage, exigeront une grande attention pour le choix des aliments; et s'ils ne doivent pas toujours être pris dans la classe des véritables toniques, on devra néanmoins éviter avec soin ceux qui rafraîchissent et qui débilitent trop; car il s'agit ici de guérir des accidents qui proviennent d'une trop grande mobilité nerveuse, et ce n'est qu'une meilleure nutrition qui pourra faire subir à l'organisme une profonde et salutaire mutation.

Aussi tous ceux qui se sont occupés des affections nerveuses gastro-intestinales, Willis, Lorry,
Tissot, Johnson, Schmidtmann, Barras, se sont-
ils généralement accordés à proscrire du régime
des individus affectés de névroses, les aliments
végétaux ou animaux dans lesquels prédominent
les matières aqueuses, grasses, mucilagineuses
ou acides. Or, comme nous ne pourrions rien
dire de mieux que ces excellents praticiens, nous
nous contenterons d'indiquer ce qu'il y a de plus
important dans les indications que présente le
régime alimentaire.

§. II. — Comme le docteur Barras, nous diviserons en deux classes les névroses gastriques:
celles qui tiennent à l'éréthisme ou à l'atonie du
système nerveux. Les premières caractérisées
par l'exaltation et le désordre de la sensibilité
nerveuse, par l'excitation soit directe, soit sympathique des fonctions du système nerveux; les
autres par l'atonie, par l'affaiblissement de la sensibilité nerveuse, et de ces mêmes fonctions. Mais
n'oublions jamais que la nature ne se plie pas facilement à toutes nos divisions : aussi entre l'éréthisme et l'atonie se trouve-t-il une foule de
nuances qui se rapprochent plus ou moins de
l'irritation ou de la débilité, de la stimulation
ou de l'atonie du système nerveux. Mais si ces
deux modifications pathologiques peuvent se

succéder, se remplacer alternativement, ou
même quelquefois se mêler, se confondre, l'une
ou l'autre prédominera néanmoins presque toujours d'après la nature des causes, la différence
de tempérament, les dispositions individuelles
et mille autres circonstances.

Or dans les cas où la gastralgie tient à l'éréthisme, c'est aux substances alimentaires douces,
émollientes et médiocrement réparatrices que
l'on aura recours, comme les bouillons de poulet,
de bœuf trempés avec le pain de gruau, le riz,
la semoule, etc., les viandes blanches, les œufs
frais à la coque, le poisson léger. Si l'éréthisme
était même porté à un haut degré, il serait prudent de diminuer la quantité des aliments et
d'adopter la méthode de Pomme.

Dans les affections gastriques, au contraire,
qui dépendent de la débilité, de l'atonie du
système nerveux, telles que celles qui suivent
si souvent les excès vénériens, la masturbation, les leucorrhées abondantes, le trouble
des fonctions persistera et augmentera même
sous l'influence d'une nourriture émolliente;
tandis que des aliments plus substantiels,
l'usage habituel de légers aromates, les jus
de viande, les côtelettes, le bifteck, le vin
rouge, l'eau à la glace rendront au système
nerveux affaibli, l'énergie dont a besoin l'esto-

mac pour l'accomplissement normal de ses fonctions.

Voilà sans doute ce qui explique les succès obtenus par différents médecins à l'aide de moyens tout-à-fait opposés. Ainsi Pomme employait les adoucissants avec lesquels il a obtenu un grand nombre de guérisons ; tandis que l'écossais Whytt recommande les toniques d'une manière exclusive. C'est que le premier a eu sans doute à combattre des gastralgies où prédominait la surexcitation nerveuse, peut-être même quelquefois, de véritables gastrites chroniques ; tandisque le second, qui exerçait dans un pays froid et brumeux, a dû rencontrer plus souvent des gastro-eutéralgies avec atonie ou débilité.

C'est à ces distinctions, qui éclairent la doctrine des maladies nerveuses, que nos médecins modernes, tels que Louyer-Villermay, Barras, Récamier, etc., ont dû les nombreux succès qui ont distingué leur pratique. On se tromperait donc grandement si l'on croyait devoir combattre toutes les névroses de l'estomac par un régime tonique et stimulant ; et réciproquement. L'expérience, au reste, pourrait encore nous démontrer les erreurs d'une théorie aussi exclusive. Ne savons-nous pas, en effet, qu'à l'époque de la révolution, un grand nombre de personnes vivant dans la mollesse et au milieu des mets les plus succulents, furent guéries, les unes de leurs spasmes et de leurs vapeurs, les autres de la dyspepsie et de l'hypocondrie, en suivant un régime alimentaire bien opposé; preuve évidente des avantages de l'exercice et de la frugalité pour la guérison des maux de nerfs. Une observation non moins importante qui en découle encore, c'est d'éviter l'usage habituel, ou tout au moins exclusif, des mets trop délicats. Aussi Kœmpf avait-il justement remarqué que l'habitude de se nourrir trop délicatement, de prendre des aliments de trop facile digestion, qui ne lestent pas convenablement l'estomac et qui n'excitent point suffisamment les forces toniques, était une des causes les plus fréquentes des affections nerveuses des organes digestifs. *Alimenta mollia, juscula tenuia crebriùs assumpta, partes solidas effeminant*, avait dit encore bien auparavant le père de la médecine, auquel rien ne semble avoir échappé.

§. III. — Mais les névroses gastro-intertinales étant sujettes à une foule de variétés qui leur ont fait appliquer des dénominations particulières, nous allons les passer rapidement en revue, en indiquant le régime alimentaire qui nous paraît le plus convenable.

A. — *Dyspepsie*. La signification de ce mot

varie suivant les auteurs. Pinel et Cullen l'emploient pour désigner une simple lenteur ou difficulté de la digestion. Pour le docteur Barras c'est l'exaltation de la sensibilité sans douleur des organes digestifs. Nous entendrons par dyspepsie une altération des forces digestives qui trouble et enraye les actes de la digestion stomacale, *difficilis et tarda concoctio* (Vogel) ; tandis que nous désignerons par le mot anorexie, ce défaut d'appétit qui se manifeste chez les malades atteints d'une lésion aiguë ou chronique des tissus même de l'estomac. Or, la dyspepsie peut n'être que la manifestation d'un état général, que le symptôme d'une autre maladie, comme dans la diathèse goutteuse; de même qu'elle peut constituer une affection particulière des nerfs de l'estomac, et exister sans autre lésion ni désordre appréciable. Dans ces deux cas, c'est un élément pathologique qui doit fournir des indications hygiéniques particulières.

Il y a des dyspepsies qui demandent à être traitées par le repos des organes digestifs, par la privation de tous les stimulants; quelquefois, par une diète lactée. Ce sont, en général, les dyspepsies liées à un état d'éréthisme de l'estomac. Elles s'accompagnent ordinairement de douleur, et de vomissements qui paraissent dûs à une extrême irritabilité de la membrane musculaire.

La dyspepsie, au contraire, qui se manifeste chez les hypocondriaques, les mélancoliques et les gens de lettres; chez les individus affaiblis par des pertes de sang trop abondantes, par l'excès des plaisirs vénériens ; chez les sujets qui font abus des boissons tièdes, du régime végétal, des légumes secs, etc... sera combattue avantageusement par les aliments légèrement stimulants qui feront disparaître ces rapports, ces éructations ayant l'odeur des aliments ingérés, et qui préviendront le développement de ces flatuosités, de ces coliques, de ces intumescenses de la région épigastrique avec sensation de froid et de pesanteur à l'estomac. C'est la dyspepsie asthénique qui tient à une atonie de l'estomac, et qui exige des aliments toniques et stimulants.

On voit donc combien il est important de remonter à la nature de la dyspepsie, de chercher à en connaître les causes. Car ce n'est que de cette manière que nous expliquerons pourquoi Cullen préconise les aliments animaux peu susceptibles d'acescence, et les végétaux qui sont le moins disposés à la fermentation vineuse, le pain bien levé, les liqueurs bien fermentées; tandis que, chez d'autres malades dont l'estomac est en quelque sorte privé de la quantité d'acide nécessaire pour la complète élaboration des substances alimentaires, nous sommes obligés d'ac-

corder des liquides acides qui, dans d'autres circonstances, troubleraient l'acte de la digestion.

B. — La cardialgie, la gastrodynie, les crampes
d'estomac, etc., sont des douleurs nerveuses qui
ont reçu le nom de névralgies gastriques, et qui
sont sujettes à une foule de variétés sous le rapport de leur intensité, du mode de souffrance
qu'elles produisent, et de leurs retours pério-
diques.

Elles donnent, en général, naissance à un
grand nombre de phénomènes nerveux, tels que
le vomissement, le malaise, la boulimie, etc.,
encore bien que ces névroses gastriques puissent
exister isolément et être indépendantes de toute
autre maladie. Eh bien ! dans tous ces cas il
faut nécessairement remonter aux causes générales dont l'appréciation est nécessaire pour concourir à éclairer le traitement et à en fixer les
bases.

C'est ainsi que la cardialgie spasmodique, que
ces flatulences, ces météorismes nerveux qui
surviennent, après le repas, chez les jeunes filles
hystériques, seront combattus avantageusement
par l'usage continué d'un régime adoucissant,
si la constitution est sèche, nerveuse, irritable;
ou par un régime tonique analeptique, par les
eaux minérales ferrugineuses, quand il existe
une atonie plus ou moins prononcée, quand le

sang et les fonctions assimilatrices sont frappés de pauvreté et d'inertie.

La cardialgie succède-t-elle à l'usage des aliments qui développent beaucoup de gaz, à celui des fruits qui fermentent facilement? Survient-elle dans les derniers temps de la grossesse? Est-elle due à une affection goutteuse ou rhumatismale? Le régime alimentaire devra nécessairement varier dans ces différentes circonstances. Enfin l'estomac, soit en raison de ses sympathies nombreuses, soit par la présence des vers dans le ventricule, ou de substances réfractaires à la digestion, peut souffrir de fréquentes anomalies nerveuses qui se traduisent par des spasmes, des crampes, etc. Or c'est par le rapprochement et l'appréciation de ces différentes causes que l'on parvient à constater la nature des sensations insolites qui ont pu pervertir ainsi la vitalité de l'estomac, et à fixer d'une manière rationelle les bases du régime alimentaire.

On voit donc combien il serait difficile de tracer des règles particulières de diététique dans les affections nerveuses de l'estomac ; nous ne pouvons nous en tenir ici qu'à des généralités.

Aussi nous nous bornerons à établir quelques règles générales relatives au choix des aliments et des boissons, à leur quantité, et au nombre de repas que doit faire le malade.

§. IV. — *Summa in eligendis et insumendis cibis et potibus ponenda est diligentia*, a dit Schmidtmann. Rien, en effet, comme nous l'avons déjà remarqué, ne doit attirer autant l'attention du praticien que le choix des aliments. Mais c'est un point d'autant plus difficile que c'est surtout dans les affections nerveuses des organes digestifs, où l'idiosyncrasie des malades rend les exceptions si nombreuses, qu'il est difficile d'établir des préceptes absolus en fait de régime alimentaire. « *Quod alter optimè perfert* » *cibi genus, alterum frequenter offendit, læditque* » *et vicissim* (Schmidtmann). »

L'estomac offre, dans les gastralgies, tant de nuances de vitalité, tant d'anomalies ou de caprices de sensibilité qu'il n'est pas rare d'échouer en ayant recours aux mêmes agents qui, dans des cas analogues, avaient procuré les plus heureux résultats. Schmidtmann parle d'une femme atteinte de cardialgie qui ne pouvait digérer que du lard dont elle faisait sa seule nourriture et qui se guérit ainsi complètement au bout de six semaines. J'ai donné des soins à une dame qui vomissait tout ce qu'elle prenait depuis plus deux mois, et qui ayant essayé de se nourrir de bœuf et de mouton presque sanglants, et de frommage de gruyère, ne tarda pas à en éprouver les plus heureux résultats. Le docteur

Sallion, l'un des médecins les plus distingués de notre ville, m'a cité, entr'autres cas fort curieux, celui d'une jeune fille qui ne se guérit d'une gastralgie opiniâtre qu'en mangeant un plein bocal de cornichons. On devra donc tenir un compte tout particulier des appétences et des aversions que témoignent les malades pour certains aliments ou certaines boissons. « *Consultiùs est* » *percontari, quod alimentorum genus optimè* » *perpetratur, minimaque facesset incommoda, et* » *hoc conducendum* (Schmidtmann). »

Cependant, quoique tous les praticiens citent des exemples de cette action élective de l'estomac pour certains aliments, on a remarqué qu'en général les végétaux revenaient p'us fréquemment à la bouche que les matières animales. (Heiling.)

On observe ordinairement encore que le pain peu cuit, que les viandes en ragoût et celles qui sont privées de leur substance aromatisante; que les soupes acides, que les poissons gras et huileux ; que les légumes aqueux, les fruits acides, les vins nouveaux sont nuisibles aux gastralgiques. C'est ainsi que Pison avait remarqué que dans certains cas de maux de nerfs, les aliments trop aqueux étaient nuisibles, et qu'*un régime sec* était plus convenable. M. Récamier cite également des observations d'affections nerveuses où les malades ne se rétablissaient qu'en buvant *très-peu d'eau de rivière.*

Les liqueurs spiritueuses, le café, le thé sont regardés par Schmidtmann lui-même comme capables d'agacer les nerfs, d'axalter la sensibilité, de produire des spasmes, de l'agitation, des tremblements. C'est ce qu'il avait observé à Melle et dans les autres endroits de la principauté d'Osnobruck. Toutes ces liqueurs sont effectivement très-dangereuses pour certaines constitutions dont elles exagèrent singulièrement l'activité et la prédominance nerveuse, en entretenant les tissus gastriques dans un état de spasme et d'éréthisme ; mais n'oublions pas qu'elles peuvent devenir très-utiles quand il s'agit d'augmenter les forces de la vie languissantes, de ranimer l'énergie du principe qui veille à notre conservation ; de dissiper les langueurs, les paresses d'estomac qui tiennent à une diminution de l'influence des nerfs sur ce viscère. Au reste, il importe toujours d'avoir présent à l'esprit que la gastralgie tient, ou à l'éréthisme, ou à l'atonie du système nerveux gastrique, pour régler le régime alimentaire. Voici d'ailleurs les aliments que choisira généralement de préférence le médecin : le pain de gruau, la biscote de Bruxelles ; les fruits et les légumes qui abondent en matière saccharine et féculente ; les œufs frais à la coque ;

les potages rélevés avec un jaune d'œuf et du sucre , car le sucre est un moyen très-précieux dans les névroses gastriques, et c'est ainsi que l'on cite des individus hypocondriaques, mélancoliques présentant différents phénomènes nerveux spasmodiques, qui se sont guéris par l'usage habituel de la cassonade. Les viandes rôties et grillées , surtout le bœuf et le mouton, quelquefois saignantes et seulement saisies par le feu.

J'ai fait usage avec beaucoup de succès de bouillons stomachiques vantés par Barthez, et préparés de la maniere suivante :

Chair de veau coupée par tranche, 250 gram.
Racines d'angélique. . . . . 15 *id*.
Mille feuilles. . . . . une poignée.

Faire cuire dans *s. q.* d'eau, pour avoir environ 384 grammes de bouillon.

Quand le malade ne veut point prendre d'aliments solides à déjeûner, et qu'il est dégoûté du chocolat et des bouillons stomachiques, il peut prendre dans la matinée quelques tasses à thé d'un bouillon de bœuf préparé comme suit :

Maigre de bœuf coupé par tranches minces, 500 grammes; faire cuire à un feu vif, écumer pendant l'ébullition qui ne doit être que de 20 minutes. Quand il est refroidi, décanter.

Ou bien encore: versez de l'eau bouillante

sur des tranches de filet de bœuf, laissez refroidir et décantez. Coupez ces tranches de filet, puis versez de nouveau le premier bouillon soumis une seconde fois à l'ébullition.

Dans deux cas de gastralgie qui avaient résisté avec opiniâtreté à tous les moyens, des bouillons de viande pris deux fois par jour; deux repas faits avec le bœuf ou le mouton, sans pain, mais avec des pommes de terre; et, de plus, deux blancs d'œufs bien débattus avec de l'eau et du sucre, et pris trois fois par jour, ont eu un succès extraordinaire.

Parmi les boissons, l'eau rougie avec le vin de Bordeaux ou de Bourgogne très-vieux et bien dépouillé; l'eau sucrée surtout, et la petite bière, soit seule, soit coupée avec l'eau gazeuse, seront bien au-dessus des vins rouges du Midi, qui, étant très-riches en principes alcoholiques, excitent trop l'estomac. Le lichen d'Islande, la poudre de glands-doux d'Espagne torréfiés et donnés en guise de café à la fin du repas, ou prise avec du lait, soir et matin, sont des toniques fort doux qui ont en quelque sorte une vertu spécifique dans certaines gastrodynies.

Quant à la diète lactée, Comparetti, qui a observé ses effets avec soin, nous dit qu'il l'a vu réussir chez quelques-uns et nuire à d'autres·

ce qu'il attribue au mélange qui s'opère, dans l'estomac, entre le lait et les différents sucs qui y sont sécrétés. Ce liquide peu convenable pour ces estomacs faibles et débiles qui ont perdu leur énergie, leur vitalité accoutumée, est parfaitement indiquée quand la gastralgie dépend de l'éréthisme nerveux. Le docteur Pétréquin a beaucoup vanté le lait à la glace dans les dilatations de l'estomac qui ne sont pas dues à un rétrécissement, soit hypertrophique, soit spasmodique du pylore, mais qui paraissent dépendre uniquement d'une asthénie de ce viscère incapable de réagir suffisamment sur la pâte alimentaire. Or, dans ces cas pathologiques, le lait à la glace paraîtrait très-propre à abattre d'abord l'éréthisme nerveux, et à rendre ensuite sa tonicité au muscle gastrique.

La diète ostrée produit aussi quelquefois les plus heureux effets, et quoique les huitres ne passent pas toujours bien, je pourrais citer certains cas de gastralgie où l'emploi soutenu des huitres a réussi merveilleusement.

§. V. — Au reste, comme la *tolérance gastrique* doit servir au médecin de règle fondamentale, puisque, dans les affections nerveuses, l'estomac présente une irrégularité et une bizarrerie extraordinaires dans ses goûts, il faudra quelquefois, comme pour les médicaments, recourir à ces essais par les *juvantibus* et les *lædentibus* d'Hippocrate. Souvent il conviendra de commencer par des aliments adoucissants le régime des gastralgies, surtout quand il y aura eu abus des émissions sanguines et des mucilagineux; car alors, à l'atonie de l'estomac se joint une si grande susceptibilité de ce viscère qu'il ne peut s'habituer que par dégrés à la présence des aliments fortifiants. On suivra la même marche dans les cas fort nombreux où il est difficile de savoir tout d'abord s'il y a éréthisme ou atonie. *Levioribus et refractá dosi incipiendum, et pedentim in utrisque ascendendum* (Schmidtmann) Et, dès qu'on aura trouvé le mode diététique le plus approprié à la constitution du sujet, il ne s'agira plus que de persévérer pour voir bientôt les forces se ranimer, et la vie reprendre son énergie. Car quand il n'y a que débilité, sans *lésion organique* profonde, il ne faut, dit Broussais, (*Prop.* 446), que les bons aliments et une dose modérée de vin, si la digestion s'exécute; et si elle se fait avec peine, les amers sont nécessaires. Nous avons déjà cité ailleurs des observations fort curieuses du professeur Andral, où l'on voit des troubles profonds des fonctions digestives persister malgré l'emploi de toutes les médications, et céder rapidement à un régime tonique analeptique.

Dans les cas de cette nature, les liqueurs vi-
neuses et alcoholiques prises à petites doses et associées à l'usage d'aliments très-substantiels favo-
risent la nutrition d'une manière bien marquée.
C'est la nourriture analeptique par excellence;
et dès l'antiquité la plus reculée on employait
le secours de ces mélanges pour dissiper ou pour
prévenir l'épuisement. Dans l'Iliade et dans
l'Odyssée nous voyons les Grecs, après chaque
événement majeur, après des expéditions fatigantes, prendre toujours des viandes rôties et
un vin généreux. C'est là, dit Ulysse, le moyen
de conserver dans le cœur des guerriers l'audace
la plus intrépide.

Mais cette débilité qui simule quelquefois la
prostration la plus complète, doit pourtant être
distinguée de l'épuisement excessif dû à une
maladie organique; puisque cette connaissance
peut fournir au praticien les indications les plus
certaines. Or, ce qui contribuera le plus souvent
à éclairer le diagnostic en l'absence de signes
plus fixes et plus positifs, c'est qu'on voit ordinairement les mouvements convulsifs et la sensibilité nerveuse s'accroître en proportion de
la débilité. D'ailleurs, ce qui affaiblit le plus les
organes de la vie intérieure, ce sont les fortes
et longues contentions d'esprit, les travaux ex-
cessifs, l'âge avancé, une nourriture insuffisante;

Et quand une portion du système digestif est frappée de débilité, la nutriton est bientôt incomplète, elle se déprave; et l'affaiblissement, de local qu'il était d'abord, devient bientôt général.

Voilà la débilité primitive, essentielle; elle porte sur la puissance vitale, sans qu'il y ait aucune lésion de tissus. C'est cette échelle des forces vitales qui servit de nosologie à Brown, dont le systme était uniquement fondé sur leurs dégradations, et qu'un système entièrement opposé, mais non moins exclusif, vint remplacer un peu plus tard.

Il est donc important, quand la dépravation de la sensibilité et de la mobilité des organes digestifs a, comme le disait Barthez, affaibli l'appétit, rendu plus difficile l'excrétion des selles et quelquefois des urines, de combattre l'affection nerveuse qui est comme concentrée habituellement dans l'estomac, de crainte que cette maladie n'établisse une lésion organique de ce viscère, ou ne cause une consomption extrême. Or, pour corriger la sensibilité vicieuse des organes digestifs, il faut, dit ce célèbre médecin, employer un régime qui procure des successions alternatives d'excitation et de diminution de la sensibilité. Et ces successions doivent être variées et modifiées suivant les cir-

constances , de sorte que la nature puisse revenir
peu à peu à la distribution de ses forces sensitives
et motrices , suivant le mode le plus convenable
aux fonctions des divers organes. Il m'est arrivé
dans quelques affections spasmodiques de l'estomac , de les prévenir par une alimentation stimulante au moment de l'accès, à l'exemple de
Galien qui prévint et guérit complètement des
attaques d'épilepsie chez un jeune homme qui
se livrait à l'étude avec trop de contention en
lui donnant au moment de l'invasion du pain
trempé dans du vin. Car, dans les affections
nerveuses, il ne faut que prévenir, pendant un
assez long espace de temps, la cause occasionnelle qui ramène les accès pour les guérir entièrement.

§. VI. — Mais il ne suffit pas de donner beaucoup d'attention au choix des aliments, il faut
encore en régler la quantité et la température.
Un ancien a dit : « Choisissez le genre de vie le
plus raisonnable ; peu à peu vous vous y ferez. »
Eh bien ! un point éminemment important pour
obtenir la guérison des gastralgies, c'est d'assu-
jettir les malades à manger à des heures réglées,
et surtout aux heures qu'il avait adoptées dans
l'état de santé, l'estomac se trouvant alors plus
favorblement disposé à recevoir les aliments. Ce
précepte doit être principalement adopté pour

les vaporeux, les mélancoliques, pour les individus sujets à des intempéries nerveuses et qui
sont surtout atteints de boulimie. Cette régularité influe bientôt d'une manière avantageuse
sur les fonctions de l'estomac, et, par conséquent, sur le reste de l'économie. Car l'estomac
est stimulé non seulement par les aliments, dit
Darwin, mais aussi par l'habitude. Chez les
Egyptiens toutes les fonctions, tant corporelles
que naturelles, étaient réglées, avaint un temps
fixe pour leur accomplissement. Et n'est-ce pas
souvent le défaut d'occupations régulières qui, en
détruisant la santé de l'âme et du corps, conduit si promptement au tombeau l'homme accablé de d'ennuis! *Mille ad hanc aditus patent.* Gardons-nous donc d'obtempérer à ces pressants
besoins de manger qui se manifestent si souvent
dans les affections nerveuses, peu de temps après
le repas. C'est une fausse faim que l'on doit tromper avec du sucre, de l'eau sucrée, ou tout simplement de l'eau froide, car elle tient à un état
spasmodique de l'estomac. Chez quelques personnes, la faim se fait sentir pendant la nuit;
mais on doit également refuser d'obéir à ces besoins nocturnes. Cependant, s'il survenait des
tiraillements, que le malade fut prêt à tomber
en syncope, qu'il se crût à chaque instant menacé d'évanouissement, il ne faudrait pas hésiter

alors à donner des aliments pour faire cesser cet état que Barthez rapportait à l'affaissement de l'estomac, quand il n'était pas mis en jeu par le travail de la digestion. Ainsi, j'ai donné dernièrement des soins à une jeune personne qui se trouvait dans des conditions semblables, et qui de plus vomissait tous les aliments, excepté ceux qu'elle prenait la nuit. Souvent, dans ces circonstances, il est avantageux pour le malade de ne pas trop mâcher les substances alimentaires, afin de faire travailler l'estomac; ce viscère déployant une force musculaire d'autant plus énergique que l'acte de la mastication a été moins complet.

§. VII. — Pour la quantité des aliments, on devra se régler sur l'état de l'estomac; car s'il ne faut jamais laisser languir ce viscère par une abstinence sévère, il convient aussi de ne pas le fatiguer par un excès de nourriture. Johnson donne un conseil fort sage, lorsqu'il prescrit de n'augmenter que graduellement la quantité des aliments, et lorsque l'estomac s'y est habitué. Ainsi, quand la digestion stomacale tardive ou imparfaite donne lieu à des douleurs épigastriques, à des gonflements flatueux, on est bien obligé de faire faire plusieurs petits repas; car la surcharge des aliments fatiguerait les organes digestifs dont la faiblesse demande un jeu plus doux et plus fréquemment répété. Disons pourtant que, même dans les cas de cette nature, quelques prises de sous-nitrate de Bismuth avant le repas, l'eau de Seltz ou de Spa avec les aliments activent l'acte digestif et permettent au malade de se régler sur son genre de vie habituel, ce qui est toujours fort avantageux. Dans les cas même d'inappétence, le malade ne devra pourtant pas s'abstenir entièrement de nourriture, à moins qu'il ne la rejette aussitôt après son ingestion ; car, pour peu que les aliments soient supportés, une alimentation, quelque légère qu'elle soit, est toujours plus avantageuse qu'une abstinence absolue. On ne devra par conséquent se laisser arrêter, ni par les vomissements de matières muqueuses qui surviennent ou le matin à jeûn, ou après le repas, ni par ces douleurs que les malades ressentent sous l'impression des aliments même les mieux choisis, mais qui cèdent bientôt soit à une cuillerée à café de sirop d'opium prise immédiatement après le repas, soit même spontanément si le sujet a un peu d'énergie et de persévérance. « Avec la volonté, le temps et la gradation, dit le docteur Reveillé-Parise, ce triple levier de la puissance médicale, on obtient souvent des succès inespérés. »

L'été dernier, une dame d'une constitution

éminemment nerveuse, que je soigne conjointement avec le docteur Lafond, s'était laissé persuader qu'elle était atteinte d'une gastrite et qu'elle devait par conséquent observer la diète la plus sévère. Au bout de deux mois, elle était tombée dans un état de faiblesse effrayant. Il y avait des vomituritions, quelquefois même des vomissements, dès qu'elle prenait quelques cuillerées de gruau; et comme, en outre, il existait une douleur épigastrique assez vive, elle était tourmentée par l'idée d'un ulcère à l'estomac. Nous eûmes beaucoup de peine à lui faire sentir que cette crainte était chimérique, et il fallut une certaine énergie pour la forcer à prendre quelques aliments solides. Mais sous l'influence des calmants, les vomissements et les vomituritions cédèrent promptement; elle comprit alors qu'elle s'était trompée, et elle ne tarda pas à éprouver les bienfaits d'une nourriture plus substantielle qui fit disparaître, en peu de temps, les spasmes et les douleurs nerveuses qu'elle éprouvait.

§. VIII. — La température des aliments et des boissons n'exigent pas moins d'attention de la part du praticien. Dans certaines gastralgies, en effet, les aliments froids réussissent merveilleusement. Mais alors on doit être sévère sur ce point, et ne pas même permettre les potages chauds. Le malade s'y habitue promptement, et il trouve dans ce nouveau genre de vie, un soulagement qu'il avait vainement cherché dans les élixirs et les poudres stomachiques.

Une des dames de la maison de Retraite me fit appeler, d'après le conseil de M. l'abbé V. grand-vicaire, qui avait obtenu les plus heureux succès du régime que je lui avais prescrit dans un cas de gastralgie opiniâtre. Depuis plusieurs années, cette dame avait une affection nerveuse de l'estomac caractérisée surtout par cette sensation de chaleur ardente connue sous le nom de pyrosis. Chaque fois qu'elle prenait des aliments, la cardialgie était si vive qu'elle causait une anxiété précordiale fort intense. Une alimentation entièrement froide et du café de gland pris après chaque repas ne tardèrent pas à calmer des symptômes existant depuis si longtemps et tels furent les heureux effets de ce régime qu'au bout de quelques mois elle était dans l'état le plus satisfaisant.

L'eau froide peut être, en effet, considérée comme l'un des sédatifs les plus puissants du système nerveux. Elle forme la base du traitement conseillé par Hoffmann : « Une longue » expérience m'a appris, dit-il, que les douleurs » gastralgiques les plus atroces sont calmées et » disparaissent, lorsque l'on fait boire par verres,

» au malade, une forte quantité d'eau pure et
» froide, en même temps que l'on couvre forte-
» ment son corps, et que l'on applique des fo-
» mentations émollientes bien chaudes sur le
» creux de l'estomac. » Théden dit avoir obtenu
les plus heureux résultats de l'eau froide dans les
faiblesses d'estomac, les rapports, les vertiges,
l'hypocondrie, et même la manie.

Tissot prétend également que l'eau froide peut
guérir seule certaines névroses gastriques ; et
Pomme s'est parfaitement trouvé de l'usage de
la glace dans une névrose gastrique dont il était
affecté. Aussi le docteur Barras conseille-t-il un
mélange de glace rapée et de sucre en poudre,
ingéré par cuillerées à café et répété plusieurs
fois par jour dans les circonstances où une vive
sensibilité de l'estomac est jointe à l'atonie de
cet organe.

Nous savons effectivement que l'eau froide est
éminemment anti-spasmodique ; et les anciens
en faisaient grand usage, soit à l'extérieur soit à
l'intérieur. Nous trouvons même chez eux l'hy-
driatrie que Vincent Priesnitz, ce paysan de
Graëffenberg, a remis dernièrement en honneur.
ce qui prouve la vérité de ce vieil adage : *Nil
novi sub sole.*

« On exposait d'abord les malades à un air
» très-chaud, dit Galien (*Met. Medendi caput, X*),

» puis on les plaçait dans de l'eau chaude, et
» tout-à-coup dans l'eau froide. Il n'y a pas de
» moyen plus propre à augmenter le ton du
» corps, ajoute-t-il, et à exciter les forces que
» de l'exposer brusquement à l'impression du
» chaud et du froid, en le faisant passer d'un
» bain chaud dans un bain froid. Le corps éprouve
» alors un effet semblable à celui qu'éprouve le
» fer dont on augmente la force en le trem-
« pant. »

Mais les bains tièdes ne sont pas moins utiles
dans le traitement des gastrlgies. Donnés quelquefois immédiatement avant le repas, ils réussissent merveilleusement à calmer cet état de
spasme et d'irritation dans lequel se trouvent les
organes digestifs, par l'impression de détente et
de relàchement qu'ils portent sur la peau et
qui se répète sympathiquement sur les organes
digestifs. Tissot a vu des gens très-nerveux
qui ne pouvaient digérer que dans le bain ; et
le même cas s'est dernièrement offert à notre
observation chez une religieuse de la Providence près de laquelle j'avais été appelé en
consultation.

§. IX. Enfin une autre remarque qui ne nous
paraît pas moins importante, c'est de varier les
aliments aussitôt que l'estomac ne les digère
plus qu'avec peine. Nous avons dit dans les géné-

ralités que l'usage exclusif des aliments d'un seul genre produisait bientôt le dégoût. Eh bien ! cela est surtout vrai pour les maladies nerveuses des organes de la digestion.

Je sais que Barras et Comparetti n'approuvent pas les variations dans la nourriture, et ils accusent même les changements trop fréquents dans l'alimentation de contribuer, autant que les excès de table et les aliments de mauvaise qualité, à la production des névroses. Sans doute il ne convient pas de varier chaque jour la nourriture ; mais dès que l'emploi prolongé de quelques aliments paraît exciter du dégoût, je me trouve parfaitement bien d'accorder aux désirs du malade une nourriture différente. Un autre motif encore qui pourrait nous engager à varier l'alimentation, c'est qu'il en résulte une combinaison des tempérants et des toniques parfaitement indiquée pour le traitemen tdes névroses gastriques, et qui, comme le voulait Barthez, procure des successions alternatives d'excitation et de diminution de la sensibilité. Car, en combattant les deux éléments morbides qui se trouvent si souvent réunis dans les affections nerveuses des organes digestifs, la sensibilité de l'estomac et l'inertie de la force centractile de cet organe, on dispose le malade à une guérison que viendront compléter les fortifiants. Tandis que si l'on soumet le malade aux farineux et aux mucilagineux d'une manière absolue, on entretient et on augmente même l'atonie, la débilité gastrique, comme une alimentation tonique exclusive exaspérerait l'irritabilité dont s'accompagne souvent la perversion nerveuse de l'estomac. Au reste, comme nous l'avons déjà dit, les indications à remplir sont quelquefois bien difficiles, puisqu'elles sont toujours relatives. C'est au tact médical à choisir, à varier, à modifier les règles de diète, de manière à retablir la santé le plus tôt et le mieux possible. Les difficultés sont d'autant plus nombreuses que le meilleur plan diététique sera presque toujours sans efficacité, s'il n'est secondé par le calme du système nerveux. Mais qu'y faire? L'anatomie de l'homme moral est si souvent un abîme où se perd le médecin le plus sagace! Et pourtant, *invitâ Minervâ, nil quicquam moliendum.* Quand au contraire, Dieu aidant, nous aurons réussi à sonder la plaie et à la cicatriser, gardons-nous d'abandonner trop tôt le malade, car les rechutes sont nombreuses, et rappelons-nous, pour nous diriger dans notre conduite, les aphorismes suivants : « *Qui re-* » *giminis diœtetici legibus se obligare nolunt aut* » *nequeunt, œgerrimè cardialgia consanescunt* » (Johnson). *Cardialgiâ laborantes, instar Spar-*

» *tanorum maximè sobrios frugalesque esse opor-*
» *tet ; si quidem intemperentiam ferè perpetuò*
» *pœnitentia excipit.* (Schmidtmann.) »

FIN DU DEUXIÈME MÉMOIRE.

RÉFLEXIONS

SUR L'EMPLOI DU MUSC

DANS LA PNEUMONIE ATAXIQUE [*]

ET SUR LES CONSTITUTIONS MÉDICALES.

Qui benè judicat, benè curat.

I.

Lorsque, remontant aux premiers temps de l'art médical, nous suivons son évolution successive à travers les théories qui ont tour à tour

[*] Ces considérations sont extraites d'un *Mémoire sur l'importance des Indications curatives*, envoyé au concours du *Bulletin de Thérapeutique* et couronné en 1839. Je n'ai fait qu'ajouter à cet extrait, qui du reste a été publié dans le tome 17ᵉ du *Bulletin de Thérapeutique médicale*, quelques considérations nouvelles qui m'ont paru avoir une certaine importance.

19

regné dans la science, ce qui nous frappe, au premier abord, c'est surtout ce défaut d'idées positives sur la valeur réelle d'un grand nombre d'agents curatifs.

Dans cette longue carrière, en effet, où chaque homme de génie cherche à découvrir la vérité et ambitionne l'honneur d'imposer ses opinions à la postérité, que de contradictions ne nous offrent pas les différentes méthodes thérapeutiques déduites d'une fausse interprétation des lois de la vie ! Que d'incohérence dans les différents systèmes qui se sont succédé, qu'ils fussent sous l'influence du vitalisme, de l'humorisme ou du solidisme, ces trois grandes idées mères qui dominent la science médicale à toutes les époques ! Et aujourd'hui même encore, après deux mille ans d'informations et d'efforts, lorsque l'on proclame de tous côtés, le perfectionnement de l'art médical; depuis surtout que, grâce aux progrès successifs de nos connaissances, l'anatomie pathologique est venue ajouter un élément de plus aux grandes vérités de la médecine antique, en ouvrant un champ inconnu à l'observation ; croyons-nous, de bonne foi, que le doute et l'incertitude ne planent plus, comme jadis, sur les vastes domaines de la médecine, et que nous sommes désormais à l'abri de ces erreurs que nous reprochons avec tant d'amer-

tume à nos dévanciers? Mais soit que nous pour-
suivions dans les temps anciens la liste des réfor-
mateurs , tels que le fougueux Asclépiade ,
Thessalus , Paracelse , etc. , qui ont voulu réédi-
fier la science sur de nouvelles bases ; soit que
nous portions nos regards sur des novateurs plus
modernes, nous voyons toujours la même prétention de tout recommencer, afin de faire dater
la science d'une époque plus nouvelle ; car malheureusement, en médecine, on se laisse trop
facilement entraîner par l'esprit de système, et
on oublie que les systèmes, comme le disait le
professeur Cayol, sont des idoles auxquelles on
sacrifie des victimes humaines.

Ouvrons, en effet, un recueil d'observations,
et nous verrons les auteurs chercher à faire ren-
trer toutes les affections morbides dans la doctrine qu'ils auront embrassée. Le traitement le
plus heureux est toujours celui qui résulte de la
théorie, sous l'influence de laquelle ils observent.

Les uns, hippocratistes exagérés, ingrats envers leur époque, s'obstinent à ne pas voir les
services que les travaux modernes ont rendus à
l'art de guérir ; détracteurs prévenus du présent,
louangeurs exagérés du passé, ils travaillent de
toute leur force à faire valoir le système auquel
ils se sont dévoués, évitant même d'essayer un
traitement nouveau , comme s'ils craignaient

d'avoir à se reprocher des succès qui viendraient contrarier leurs idées dominantes ; les autres, partisants exclusifs de la médecine organique, iront presque jusqu'à défendre la lecture des auteurs qui les ont précédés, sous prétexte qu'à ces époques, on ne savait pas observer, que les maladies étaient mal caractérisées, et qu'il est par conséquent impossible d'en tirer aucune vérité pratique. Pour eux, la connaissance du siége ou de l'organe affecté est tout en médecine, et ils sont loin de partager l'opinion de Galien qui disait pourtant avec une grande vérité : *Morbi dignotio et curatio pendent ex intellectione affectus et non partis affectæ.*

Veut-on un exemple de ce que j'avance. Eh bien ! soit la pneumonie. N'est'il pas vrai que l'on ne voit le plus souvent dans cette affection. que la congestion et l'inflammation de l'appareil pulmonaire ? La gravité dépendra toujours pour le plus grand nombre des médecins, de l'étendue de la lésion locale qui déterminera une réaction proportionnelle. On les jugera toutes de même nature, et on leur appliquera par conséquent un traitement uniforme qui se déduit en quelque sorte de la dénomination de ces affections. Aussi, voyez quelle indignation s'élevera contre l'opium, le musc, ou tout autre médicament qui ne sera pas réputé antiphlogistique ! En vain, le pouls sera petit, faible, la respiration lente , la peau froide, les forces musculaires anéanties ; on ne verra dans ces symptômes que ce que l'on est convenu d'appeler *Oppressio virium*. On n'en contiuera pas moins à tirer du sang, quoique sous l'influence des émissions sanguines il se manifeste des désordres généraux, tels que le délire, la prostration, etc. Et si le malade meurt, on s'en consolera facilement, parce qu'à l'autopsie on aura trouvé une lésion envahissant une partie du poumon. Peut-être même restera-t-il un regret, celui de n'avoir pas poussé plus loin les émissions sanguines ; parce qu'encore une fois, ce qui frappe le plus l'esprit, c'est l'étendue de la lésion locale ; c'est là l'élément principal ; c'est là, sans aucun doute, la cause de la mort.

Et vous aurez beau prouver, par une foule d'exemples, que la nature peut, au besoin, se passer d'une bonne partie d'un organe, ou même d'un organe tout entier, et que la mort peut bien, par conséquent, être, dans certains cas, la suite de cette stupéfaction générale qui a frappé simultanément tous les éléments organiques, vous ne parviendrez pas à convaincre ceux qui veulent, envers et contre tous, regarder toujours l'état local comme dominant exclusivement les troubles généraux qui surviennent dans l'organisme.

On peut répondre que ces reproches n'appartiennent point à l'anatomie pathologique, qui, bien comprise, ne peut que conquérir à la médecine une supériorité bien marquée sur les siècles précédents. Mais je ferai observer ici, que ce n'est pas plus l'école anatomique que l'école physiologique que je prétends attaquer ; mais bien les conséquences erronées qu'en ont déduites certains médecins exclusifs dont les vues systématiques ont fait surgir des opinions divergentes et fausses sur les maladies, et des préceptes thérapeutiques étroits et insuffisants.

Ainsi ne raisonnaient pas les modèles des observateurs, Sarcone, Baillou, la gloire de la médecine française ; Sydenham, Baglivi, Borrelli, Frank, etc., etc. ; ils considéraient que les émissions sanguines n'étaient pas toujours le plus sûr moyen d'enrayer un état inflammatoire même bien caractérisé ; et loin de s'écrier comme Chirac : « Petite vérole, tu as beau faire ; je t'accoutumerai à la saignée, » ils observaient les phénomènes généraux sans s'obstiner à ne voir que l'état local dont la considération exclusive engendre les conceptions étroites qui doivent nécessairement conduire à des méthodes curatives, exclusives et dangereuses.

Persuadés que les maladies sont toujours le résultat du concours harmonique de plusieurs actes de l'organisme, et que dans certaines inflam-

mations, on ôterait tout le sang d'un individu
sans parvenir à les éteindre, ils appliquaient
toute leur sagacité à reconnaître l'ensemble de
ces actes, et le nœud qui les lie. Il ne leur suffisait
pas de savoir qu'un organe était malade; ils cher-
chaient de plus à connaître comment, de quelle
manière il souffrait ; et, interrogeant la nature
avec soin, ils parvenaient à découvrir ses besoins
et à apprécier ses ressources.

Voilà pourquoi les vomitifs ont pu, dans certains cas, produire de si merveilleux effets entre
les mains de Fernel, de Hoffmann, de Rivière,
de Frank, de Stoll, etc. Voilà pourquoi le camphre,
l'opium, le musc ont eu des succès si extraordinaires dans certaines formes de pneumonies,
entre les mains des Baglivi, de Sarcone, de
Récamier.

Et c'est cette pénétration précieuse, ce tact si
heureux qui, au milieu d'une pneumonie, ne
réveillant en général que l'idée d'une irritation
attaquable seulement par la méthode antiphlo-
gisque, découvre ces tendances ataxiques caractérisées par un état de désordre vital, une perturbation générale de l'organisme, et en déduit
par conséquent l'indication positive des antipas-
modiques ; c'est, dis-je, cet admirable privilége
du génie médical qui inspire au médecin de la
confiance dans la puissance de son art, et lui

procure des succès que l'on serait quelquefois
tenté de révoquer en doute.

Je me rappellerai toujours avoir vu dans le ser-
vice de M. Récamier un homme atteint d'une
pneumonie très-grave. On l'avait saigné plusienrs
fois ; les antimoniaux avaient été administrés par
M. Trousseau, et malgré tous ces moyens, l'état
du malade était si alarmant, que nous le regar-
dions tous comme désespéré. L'oppression et
l'anxiété étaient portées aussi loin que possible, et
le délire, joint aux symptômes les plus graves,
rendait extrèmement fâcheux le prognostic que
l'on pouvait porter.

M. Récamier ayant repris, ce jour-là même,
sa visite à l'Hôtel-Dieu, ordonna un vésicatoire
à chaque jambe, puis un grain de musc pris
d'heure en heure ; le lendemain il s'était mani-
festé une telle amélioration, que l'on pouvait
regarder le malade comme entrant en convalescence.

Peut-être, et ce fut alors l'opinion de quelques-
uns des élèves qui suivaient la visite, les vésicatoires ont-ils contribué à un succès aussi prompt
et aussi extraordinaire. Cependant je possède
quelques observations qui prouvent évidemment
l'influence salutaire du musc, idépendamment
de tout autre moyen, dans cet état général si
grave qui accompagne quelquefois la pneumonie,

ou, si l'on veut, dans la *fièvre pneumonique ataxique.*

Une dame de quarante-deux ans, chez laquelle la sensibilité animale et organique était développée au plus haut degré, fut prise d'une pneumonie intense occupant le lobe supérieur du poumon gauche. Je lui fis successivement quatre saignées et une application de sangsues. Mais loin de s'amender sous l'influence de ces moyens, l'état de la malade s'aggrava de plus en plus. Il survint du délire, de l'anxiété, des lipothimies qui me firent craindre une issue funeste. N'osant pas multiplier les saignées, je recourus au musc, espérant modifier, par cette médication, le trouble intime et profond survenu dans les fonctions nerveuses. J'ordonnai donc, dès le matin, un grain de musc en pilules à prendre toutes les deux heures.

Dès l'après-midi il y avait une amélioration sensible. Je continuai de la même manière l'administration des pilules jusqu'au lendemain matin. Dans la nuit il y eut quelques heures de sommeil, ce qui n'était point arrivé depuis le commencement de la maladie; tous les symptômes alarmants avaient cessé. Je fis encore prendre quelques grains de musc à des intervalles plus éloignés, et dès ce moment s'établit une convalescence qui ne fut pas longue, et qui ne fut entravée par aucun accident.

Le second cas que j'ai à rapporter de pneumonie grave avec *délire* où le musc a eu un succès décisif, est commun au docteur Thibeaud et à moi. Mais je veux laisser raconter l'histoire de ce malade par M. Thibeaud lui-même qui l'a consignée dans le *Journal de Médecine du département de la Loire-Inférieure.*

Blaud (Pierre) âgé de **23** ans, soldat au 45ᵉ régiment d'infanterie, d'une bonne santé habituelle, d'une taille de 5 pieds 3 pouces, musculeux, cheveux et sourcils châtain-clairs, fut atteint il y a trois mois, étant en garnison à Partenay, d'une maladie grave qui fut traitée par des applications de sangsues et des vésicatoires. Pendant cette maladie il perdit connaissance, eut du délire, et fut très-mal. Il demeura longtemps à l'hôpital, en sortit convalescent et arriva à Nantes vers la fin d'octobre, toussant un peu et s'enrhumant facilement.

le 9 décembre 1838, Blaud fut obligé de se trouver à une revue qui dura près de trois heures, le temps étant sec et froid : il ressentit dès-lors du frisson et du malaise. La nuit suivante étant de garde et la température continuant à être très-froide, il fut saisi, vers deux heures du matin, d'un frisson violent, avec douleur au côté gauche de la poitrine et toux opiniâtre. C'est en cet état qu'il fut apporté à l'hôpital le soir à six heures.

La toux était fréquente, l'expectoration rare et amenant quelques crachats transparents, légèrement rouillés, une douleur vive existait au-dessous du sein gauche, la respiration était anxieuse, le pouls ferme et fréquent, un râle crépitant profond s'entendait dans les points douloureux, la poitrine rendait un son mat de ce côté. Une saignée de bras de 15 onces fut immédiatement pratiquée par l'élève interne de l'Hôtel-Dieu.

11 Décembre. (2ᵉ jour.) Les symptômes de la veille persistent, la répiration est très-pénible, la douleur s'étend jusqu'à l'épaule, le pouls reste fréquent et ferme; le sang tiré la veille est riche et très-couenneux. Saignée de bras de 16 onces; 30 sangsues sur le côté; limonade gommeuse, boisson pectorale. Le soir, l'anxiété, l'oppression sont encore plus grandes; une nouvelle saignée de 12 onces est pratiquée.

12. — (3ᵉ jour). L'état du malade est le même, la physionomie exprime la douleur, les crachats sont visqueux, peu sanglants, la respiration ne s'entend que fort peu dans tout le côté gauche, le râle crépitant se fait surtout entendre en arrière et inférieurement, le pouls est fréquent et serré. Le sang tiré la veille est couenneux, surtout celui de la saignée faite le soir. Saignée de 16 onces; deux heures après, 15 sangsues sur le côté.

Le soir, le malade est mieux.

13. — (4ᵉ jour.) Oppression moindre, pouls moins dur ; les crachats sont plus rouillés (5ᵉ saignée de 12 onces ; looch avec kermès, 3 grains.)

14. — (5ᵉ jour.) Le sang de la saignée est toujours très-couenneux ; le malade est plus mal qu'hier, l'anxiété est plus grande, la toux très-fréquente avec expectoration visqueuse, le pouls toujours fréquent est moins ferme. (Un vésicatoire de 3 à 4 pouces de diamètre est appliqué sur le côté ; potion avec 5 grains de kermès).

Le malade eut pendant la journée des selles répétées, accompagnées de dysurie, l'oppression augmenta néanmoins et devint extrême, le pouls s'accélera beaucoup ; on crut indispensable de faire immédiatement une saignée de bras de 10 onces, le malade était menacé d'étouffement. Des sinapismes furent aussi placés aux jambes.

15. — (6ᵉ jour.) Amélioration remarquable. La respiration est plus libre, un râle sibilant commence à se faire entendre, l'expectoration se fait mieux, les crachats sont moins visqueux, le pouls moins fréquent. Après la saignée faite la veille au soir, le malade a dormi pendant plusieurs heures. Le sang est couvert d'une couenne extrêmement épaisse et très-ferme. (Looch blanc avec kermès, 4 grains.) La journée se passe assez

bien, une saignée conditionnelle prescrite le matin ne fut pas faite. Le soir, expectoration plus facile, crachats muqueux.

Pendant la nuit, il commença à avoir un peu de délire.

16e — (7e jours.) L'amélioration paraît continuer, le pouls est très-fréquent, mais plus ferme que la veille, le râle crépitant à la partie moyenne du côté gauche, et le râle sibilant à la partie supérieure continuent. Il n'y a pas de toux et d'expectoration ce matin. Saignée de bras de dix onces; looch kermétisé comme la veille. Le soir délire, on pose des synapismes aux pieds.

17. — (8e jour.) Etat local absolument le même, mais délire toute la nuit, expression altérée de la physionomie, réponses justes mais peu sûres, pouls très-petit et très-fréquent. — On tente encore une saignée de bras, c'était la huitième depuis le début; on prescrit un looch avec six grains de kermès; depuis deux jours, ce médicament est toléré et ne produit pas de selles. Le soir, le malade est plus mal, il a déliré tout le jour, il a fallu lui mettre la camisole de force pour l'empêcher de sortir de son lit; la figure est altérée, les traits crispés, les yeux brillants, le pouls fréquent, faible et petit. Le sang tiré le matin est moins couenneux que celui des saignées précédentes. — Un très-large vési

catoire est placé sur toute la partie antérieure du côté gauche du thorax. — Quatre grains de kermès dans un looch sont administrés pendant la nuit. Cataplasmes synapisés aux jambes et aux cuisses.

18. — (9e jour.) Etat semblable, pouls petit, faible, à 115 pulsations par minute, délire continuel, peu de toux sans expectorations, respiration fréquente, environ 40 respirations par minute, respiration presque nulle dans le côté gauche, son mat.

La veille, notre confrère et ami, le docteur Padioleau, qui suivait la visite, nous avait parlé du *musc*, nous l'avions rejeté, voulant encore avoir recours aux antiphlogistiques, aux révulsifs et aux antimoniaux. Bien convaincu désormais de l'inefficacité absolue de tous ces moyens, considérant que le délire qui avait commencé depuis deux jours ne paraissait aucunement sous la dépendance d'une méningite, et semblait ne pas être en rapport avec les symptômes locaux de la pneumonie, qui n'offraient pas une plus grande intensité, nous nous décidâmes à donner le *musc*, comptant fort peu cependant sur un succès, et regardant le malade comme à peu près sans ressource.

Le malade prit toutes les heures une pilule d'un grain de musc. Dans la journée, le délire diminue de violence; le soir, à six heures il a cessé entièrement; le malade est comme hébété, assoupi, il a des bâillements fréquents, et répond très-difficilement aux questions qu'on lui adresse; les sens semblent tous émoussés. Le pouls est moins fréquent (100 pulsations), la respiration est la même, on entend un peu de râle pendant les mouvements respiratoires et sans appliquer l'oreille sur la poitrine. Le malade avait pris alors huit grains de musc. On le continue à la même dose.

19. — (10e jour.) Nuit calme, sans délire. L'engourdissement de la veille continue, le pouls donne 115 à 120 pulsations par minute, les mouvements respiratoires 28 à 30. Toux et crachats muqueux; quand on parle fortement au malade, il se réveille et répond avec justesse. Vingt grains de musc en vingt heures ont été administrés depuis la veille. — On cesse le musc pour y revenir dans l'après-midi : cinq grains sont administrés dans la soirée et dans la nuit suivante. — Dans la journée et le soir, l'expression de la physionomie est bonne, les sens sont encore obtus, et il y a tendance à l'assoupissement, mais sans aucun délire; la toux est facile, des crachats opaques sont expectorés. Le soir, le pouls tombe à 95 et est plus large.

20. — (11e jour.) Il ne reste plus de stupeur,

la physionomie est celle d'un convalescent, pouls à 100 pulsations, expectoration muqueuse très-abondante, peau moite. — Dans la journée le pouls tombe à 90. — Le lendemain, il ne bat plus que 84 fois, l'appétit se prononce, la respiration se rétablit presque complètement à gauche, la *convalescence* est décidée et se confirme les jours suivants.

Les premiers jours de janvier, le malade est entièrement rétabli : il sort de l'hôpital le 10 du même mois.

Depuis cette époque le docteur Thibeaud a recueilli, dans sa pratique, une observation analogue non moins intéressante; et deux autres de nos confrères, les docteurs Pihan-Dufeillay, je crois, et Rouillard, auraient eu également une pneumonie ataxique dont ils auraient triomphé avec le musc.

Quoiqu'il en soit, les faits de cette nature ne sont pas très-communs; mais, comme le disait Morgagni, il ne s'agit pas de *compter*. mais de *peser* les observations, c'est-à-dire de les apprécier à l'aide d'un examen consciencieux. Or, en discutant la valeur des faits relatifs au traitement des pneumonies ataxiques par le musc, je crois qu'il ne peut rester de doute sur l'efficacité de ce médicamment dans certains cas particuliers. Laissons parler encore ici le professeur Thibeaud :

« L'observation que vous venez d'entendre,
» Messieurs, nous semble également péremptoire
» ici, nul doute ne nous paraît possible. Après
» deux améliorations momentannées survenues
» aux 3ᵉ, 4ᵉ et 6ᵉ jours de maladie, et qui pa-
» rurent évidemment dues aux évacuations san-
» guines qui ne furent pas épargnées, un délire
» violent, suivi de l'affaissement des forces, de
» la petitesse et de la faiblesse du pouls, de l'al-
» tération des traits, s'empara du malade. L'ex-
» pectoration avait cessé, la respiration s'em-
» barrassait, la pneumonie se compliquait enfin
» de ces accidents nerveux qui la rendent le plus
» ordinairement mortelle. Les saignées aux-
» quelles on eut encore recours furent sans effet;
» les révulsifs, les préparations antimoniales ne
» modifièrent en rien l'état du malade, la mort
« paraissait imminente, et ce ne fut, pour ainsi
» dire, qu'en désespoir de cause, pour exprimer
» ici toute notre pensée, que nous tentâmes de
» recourir au musc. En le donnant, nous étions
» loin de compter sur un succès, et nous disions,
» en nous adressant à M. Padioleau et à l'élève
» interne qui écrivait la visite, que, si le malade
» guérissait, ce serait là, certes, un bien beau
» cas de médecine. Eh bien! Messieurs, et ceci
» est l'exacte vérité, le surlendemain le malade
» entrait en convalescence. Dès le soir, alors que

» huit à dix grains de musc avaient été donnés,
» le délire cessa complètement, et le malade
» nous parut dans un état fort singulier; ce n'é-
» tait pas un sommeil profond, mais cet engour-
» dissement qui le précède; il bâillait souvent,
» ne répondait qu'à peine et pas toujours aux
» questions qu'on lui faisait, ses sens étaient ob-
» tus, émoussés en quelque sorte, le pouls était
» moins fréquent et moins petit. Cette somno-
» lence, qui finit par un véritable sommeil pen-
» dant la nuit suivante, persistait le lendemain,
» et ne diminua que dans la journée. Ainsi le
» médicament avait agi d'une manière remar-
» quable sur la cause du délire, sur l'élément
» de trouble qui menaçait prochainement la vie;
» et les grandes fonctions de l'économie, les fonc-
» tions nerveuses, celles de la circulation et de
» la respiration, qui mesurent, en quelque sorte,
» la puissance vitale, comme nos thermomètres
» mesurent le principe de la chaleur, auparavant
» enchaînées dans leurs actes, se rétablirent ra-
» pidement et avec une admirable régularité. La
» solution complète de la phlegmasie du poumon
» qui avait été entravée par l'apparition des dé-
» sordres nerveux, se fit avec facilité, l'expec-
» toration devint abondante et catarrhale, et rien
» ne vint plus troubler le retour vers la santé. »

Que l'on me permette cependant de faire ob-

server ici que je ne prétends point administrer le
musc dans tous les cas de pneumonie où le délire se manifeste, pas plus que je ne prétends
bannir le traitement antiphlogistique des congestions pulmonaires qui le réclament impérieusement. Ce serait là se laisser entraîner par cet
esprit de système qui a tant nui à la thérapeutique, en présentant toutes les affections morbides sous un seul point de vue, et en concluant,
par conséquent, à des méthodes curatives exclusives. Ce serait, d'ailleurs, compromettre une médication qui, bien appliquée, peut rendre de si
grands services, et justifier ainsi les reproches
que lui ont adressés quelques praticiens qui ont
voulu se convaincre, par eux-mêmes, de son
efficacité. Je conviendrai même qu'il est des cas
à peu près analogues, où l'opium semble rendre
les mêmes services que le musc; ce qui prouve
qu'il reste encore à étudier avec plus de soin
qu'on ne l'a fait jusqu'ici les caractères propres
à ces sortes de cas. Exemple :

Un jardinier âgé de quarante ans, d'une constitution
faible et lymphatique, fut pris d'un point de côté dans le
mois de février 1840. Cet homme d'une sobriété exem-
plaire, ne s'enivre jamais, et boit même fort peu de vin à
ses repas. M. Bataille ayant été appelé, constata l'existence
d'une pneumonie aiguë. Il saigna le malade plusieurs fois,
fit une application de sangsues sur le côté douloureux, puis
enfin mit un vésicatoire. Cependant, vers le sixième jour

de la maladie, notre confrère ayant trouvé quelque chose
d'insolite dans les manières de cet homme, un peu d'a-
berration dans l'intelligence, une précipitation extraordinaire dans les mouvements, jointe à une insomnie remarquable, me fit appeler en consultation. Le malade n'accusait
plus de douleur au côté, la toux avait presque entièrement
disparu, et cependant on entendait un râle crépitant, manifeste au sommet du poumon gauche. Le regard était fixe
et brillant sans dilatation des pupilles, et le malade passait
d'un objet à un autre sans beaucoup de connexion dans les
idées. Le pouls, peu développé, était lent, et les urines
étaient absolument laiteuses.

Regardant le délire comme nerveux, mais ne trouvant
point ici l'opportunité du musc, nous convînmes de donner
à notre malade 15 centig. d'extrait gommeux d'opium dans
une potion antispasmodique. La nuit ayant été néanmoins
très-agitée, on fit encore une autre saignée le lendemain;
je ne vis point le malade ce jour-là. Cependant la nuit suivante ayant été très-mauvaise, le malade voulant à chaque
instant sortir de son lit et déraisonnant complétement, je
fus mandé de nouveau. Les yeux étaient toujours fixes et
brillants, la conjonctive de l'œil gauche était légèrement
injecté; le pouls donnait soixante-cinq pulsations, et le malade, avec un délire assez calme, répondait quelquefois
juste aux questions qu'on lui adressait.

Nous convînmes, vu l'injection de la conjonctive, d'appliquer une sangsue dans chaque narine; et comme il n'a-
vait point eu de garderobes depuis plusieurs jours, nous
ordonnâmes un gramme de calomel à la vapeur, en trois
prises, voulant ainsi faire une dérivation sur le tube intestinal; puis, dans le cas où, malgré ses moyens, le délire
ne cesserait pas, une potion antispasmodique avec 30 centig.

d'extrait gommeux d'opium pour l'après-midi. Le soir, point de changement dans l'état du malade. Il n'y avait pas eu de selles, la potion était à peine commencée.

Le lendemain, on nous apprit que le malade avait été trois à quatre fois à la garderobe, sans que pour cela le délire eût cessé; qu'il avait pris ensuite sa potion par cuillerée d'heure en heure, et qu'il était tombé dans un sommeil très-paisible, jusqu'à quatre heures du matin. A son réveil, ses idées étaient beaucoup plus nettes, quoiqu'elles offrissent encore un peu d'aberration; mais ayant pris une autre cuillerée de la potion qui était aux deux tiers, il se rendormit jusqu'à six heures, et alors il n'y eut plus de traces de délire.

Quand nous le vîmes à neuf heures du matin, nous le trouvâmes dans l'état le plus satisfaisant. Il se rappelait fort bien que les jours précédents il croyait n'être pas dans son lit, et il semblait se réveiller comme d'un profond sommeil. Nous lui accordâmes deux soupes et une autre potion avec extrait gommeux d'opium, 10 centig. pour la nuit suivante. A partir de ce moment la convalescence s'établit franchement et ne fut entravée par aucun accident. Le poumon offrait un mélange de râle muqueux et crépitant humide. Les urines présentaient toujours un dépôt blanc remaquable.

Essayons néanmoins de préciser le cas où le musc peut trouver son application.

On m'accordera, sans doute, que dans certains états inflammatoires, même les mieux caractérisés, il faut souvent, ainsi que nous l'avons déjà dit, autre chose que des émissions sanguines. L'angine couenneuse, par exemple, la pustule maligne ont prouvé, depuis longtemps, que, dans un organe enflammé, il s'établissait un travail moléculaire qui exigeait une médication différente de la médication dite antiphlogistique.

Nous savons tous, en second lieu, qu'il existe des sujets tellement impressionables qu'ils ne peuvent avoir le plus léger accès de fièvre sans délirer, parce que, sans doute, ils sont doués d'un cerveau susceptible de développer une forte réaction, sous l'influence d'impressions même assez légères ; chez eux, la moindre irritation retentit sympathiquement sur l'encéphale, et il en résulte des phénomènes très-prononcés.

Eh bien, dans tous ces cas, le délire nous paraîtra dépendre certainement d'un trouble du système nerveux, de l'exaltation de la sensibilité générale et non pas d'une inflammation des méninges ou du cerveau.

Je sais bien que des médecins organiciens, au talent desquels je rends, du reste, un juste hommage, ont affirmé qu'il n'y avait point de symptômes sans lésion organique : car, disent-ils, il est impossible que les fonctions d'un organe soient dérangées sans sa participation ; et si, à la nécropsie, on ne découvre aucune altération, *cela n'empêche pas qu'il ne doive en exister.*

Mais, remarquons premièrement, qu'affirmer qu'il n'y a, dans l'homme vivant, que des organes en exercice, et que, hors des sens, il n'y a plus que conjecture et incertitude(*); admettre, en un mot, le témoignage des sens comme le seul juge infaillible, pour reconnaître tout d'abord son insuffisance, c'est tomber, comme le dit le professeur Cruveilhier, dans une pétition de principes.

Voyons, en second lieu, si cette erreur n'a pas été funeste à la thérapeutique. Prétendre que le délire de ce malade, qui a un panaris au doigt, dépend d'une inflammation des méninges, n'est-ce pas confondre l'excitation qui peut être transmise sympathiquement par la voie de l'innervation, à la faveur de l'unité de la force vitale, avec la cause naturelle de cette excitation? n'est-ce pas confondre le délire qui n'est que sympathique avec celui qui est sous l'influence d'un stimulus matériel et délétère?

Car n'est-il pas évident que cette douleur locale peut susciter une fièvre nerveuse générale avec retentissement sur l'encéphale, sans que pour cela l'organe cérébral soit plus enflammé que l'estomac qui rejette les aliments qu'il contient, à la vue d'un objet dégoûtant; que le cœur, qui éprouve une palpitation ou une syncope, devant une impression profonde; que l'œil qui, par un excès de lumière, tombe dans la stupeur ou

(*) Rostan, *Médecine clinique*, tome II, p. 9.

l'éblouissement; que le cerveau de cet enfant que la titillation des barbes d'une plume à la plante des pieds fait tomber en convulsion?

Aussi, interrogez cet opérateur, après une amputation, lorsque l'organisme est encore violemment ému par la douleur, et demandez-lui si le délire qui se manifeste immédiatement après l'opération, il l'attribue, lui, à une lésion de l'encéphale, ou s'il ne le croit pas uniquement dû à un retentissement sympathique propagé par l'innervation? Il vous répondra, sans doute, que, s'il n'était pas purement nerveux, il ne le calmerait pas avec quelques gouttes de laudanum en lavement, comme faisait Dupuytren.

Si nous appliquons actuellement à la pneumonie ce que nous venons de dire ici, d'une manière générale, nous voyons qu'il ne suffit pas de constater un état inflammatoire du poumon et l'étendue de la lésion locale; mais que nous devons aussi chercher à apprécier, d'une manière exacte, les conditions anormales des organes et les causes qui ont introduit ces modifications dans l'organisme; en un mot, la nature de la fièvre et l'état général du sujet; c'est-à-dire, le mode de réaction de l'individu malade, ses tendances organiques, etc... : car c'est faute de tenir compte de ces lois si importantes que l'on éprouve si souvent de grands mécomptes dans l'action des médicaments.

Les médecins qui soutiennent que toutes les maladies sont les mêmes, quant au fond, et qu'elles ne varient seulement que par la forme, renversent nécessairement la doctrine des causes spécifiques, et par conséquent les méthodes thérapeutiques spécifiques. Pour eux, toutes les pneumonies ne peuvent varier que d'intensité et jamais de nature ; et le traitement ne peut être, par conséquent, modifié qu'en ce sens qu'il sera plus ou moins énergique.

Mais pour les médecins vraiment physiologistes, qui tiennent compte de l'état général comme de l'état local, une semblable opinion n'offre aucune importance. Et comment, en effet, l'adopteraient-ils? quand ils voient tous les jours qu'à ces stimulus impropres et inassimilables, introduits dans les premières et secondes voies, ils déterminent à leur gré des inflammations érythémateuses, vésiculeuses, pustuleuses, typhoïdes, etc., en raison de la qualité de la matière ou du stimulus morbifique. Quand ils voient survenir, sous l'influence d'une constitution médicale particulière, ou par l'entassement des blessés, dans une salle d'hôpital, au lieu d'une fièvre inflammatoire franche et simple, une fièvre inflammatoire putride, pestilentielle, etc...

Quand, enfin, ils peuvent, à l'aide d'une lancette introduite sous l'épiderme, déterminer à la peau une éruption de boutons varioleux, pestilentiels, etc..., suivant la différence de nature et la qualité des stimulus dont ils auront chargé leur instrument.

De la discussion à laquelle nous nous sommes livrés, il résulte évidemment, je pense, que le praticien doit étudier, d'une manière particulière, 1° la *nature de l'affection*, sa *qualité*, tout autant que sa *quantité*; 2° l'état spécial de la sensibilité de l'organisme.

Car, remarquons-le bien, lorsque, dans une pneumonie, on emploie le musc, l'opium, etc..., ce n'est pas à l'organe malade même que s'adresse la médication ; ce n'est pas pour agir immédiatement sur la lésion, comme quand on applique un cataplasme sur un point enflammé; mais c'est pour ramener à un état plus physiologique la marche incohérente de la maladie ; c'est pour rétablir l'harmonie dans les actes de l'organisme frappé de stupeur ou d'un désordre insolite, et incapable de toute espèce de réaction favorable ; c'est, en un mot, pour remédier à cet état ataxique général qui comprime ou qui empêche les efforts salutaires de la nature, dans cette lutte incessante de la vie contre la mort.

« Quand il y avait, dit Sarcone (*Histoire des
» épidémies observées à Naples à la fin du XVIII*
» *siècle*), menace de délire et qu'il paraissait
» dans l'ensemble des symptômes une sensibilité
» manifeste, à laquelle se joignait de l'in-
» somnie et un trouble extrême dans les affec-
» tions, les seuls remèdes qui convenaient alors,
» étaient ceux qui pouvaient introduire dans la
» machine un principe de calme et de repos.
» Or, on ne peut assez louer dans ce cas,
» l'avantage que procurait à nos malades l'em-
» ploi des doux calmants et des narcotiques pru-
» demment administrés. Tel était surtout le
» *musc* qui jouissait de la plus grande efficacité
» pour adoucir et réprimer ce principe de sen-
» sibilité convulsive qu'on voyait dominer chez
» quelques-uns, à un degré très-éminent. Ceux-
» ci tombaient d'abord dans un engourdissement
» agréable et inespéré, puis passaient par degrés
» au repos, à l'assoupissement, au sommeil;
» leur pouls acquérait une certaine ondulation
» régulière, la respiration devenait moins suspi-
» rieuse; et s'il arrivait quelquefois qu'on ne
» pût éviter le délire, celui-ci ne fut certaine-
» ment pas aussi véhément qu'il avait menacé
» de l'être et ne parvint jamais à ces dangereuses
» extrémités auxquelles il arrivait chez ceux
» chez lesquels ce médicament, par je ne sais

» quels préjugés mal entendus, ne fut jamais em-
» ployé ou ne le fut que tard. »

« Et quand à l'excès de sensibilité se joignait
» une insomnie fatigante et opiniâtre, j'unissais
» avec avantage l'opium au musc, ce qui ne pa-
» raîtra étrange et déraisonnable qu'à ceux qui
» n'ont jamais consulté dans leur profession, ni
» la raison de l'histoire des maladies, ni les vrais
» oracles de l'art salutaire de guérir (Sarcone,
» *Hist. raisonnées des maladies observées à Naples,*
» *p.* 242). »

Ce n'est donc, comme on le voit, qu'en tenant
compte de toutes les indications et contre-indi-
cations que l'on peut distinguer les cas d'opportunité de telle ou telle médication, et que l'on
peut s'inscrire en faux contre un agent thérapeu-
peutique qui n'aura pas répondu à ce que l'on en
attendait.

Le médecin, en effet, qui administrerait le
musc dans toutes les pneumonies accompagnées
de délire, et qui déclamerait ensuite contre cette
médication, parce qu'il n'en aurait retiré aucun
avantage, ne prouverait qu'une chose : c'est qu'il
n'a pas sû saisir les indications ; que le délire, dû
à une excitation de cerveau par l'afflux vers cet
organe d'une trop grande quantité de sang, ne
diffère pas, pour lui, de ce délire qui se manifeste, quand une trop faible quantité de ce fluide

vient stimuler l'encéphale; qu'il traiterait enfin de la même manière, et le délire dû à une excitation sympathique, et celui qui dépend de l'introduction dans le fluide sanguin de matières délétères.

Et pourtant, demandez encore à cet opérateur s'il administrera aussi du laudanum, pour calmer le délire survenu chez son malade, pendant la fièvre de suppuration, alors que par l'effet de la résorption du pus, un stimulus délétère est porté successivement à chaque organe par le torrent circulatoire?

Actuellement, pour nous résumer, nous dirons que ce qui nous paraît exiger l'emploi du musc dans une fièvre pneumonique, c'est un état particulier de l'organisme, caractérisé par une perturbation générale, avec retentissement sympathique propagé par l'innervation vers les organes céphaliques, lorsque surtout le délire et l'excitabilité augmentent en raison directes des pertes de sang : c'est cette forme ataxique qui se manifeste par un état de désordre vital avec tendance à l'extinction prochaine de la vie ; c'est ce trouble intime et profond de l'innervation dont les signes évidents sont la petitesse et la concentration du pouls, une toux sans expectoration, une angoisse et une anxiété extrêmes, sans cependant que *l'état du poumon paraisse s'ag-*

graver davantage ; c'est ce défaut d'harmonie entre l'état local et l'état général, c'est ce manque de réaction de la force vitale dont l'énergie, affaiblie par des émissions sanguines trop abondantes, doit être stimulée par des antispasmodiques puissants et capables de la mettre en état de résoudre heureusement la pneumonie.

II.

La lecture des observateurs anciens nous arrache avec un grand avantage aux idées dominantes du moment, a dit un des médecins les plus célèbres de l'école de Paris, le docteur Cruveilhier. Ces paroles sont d'autant plus dignes d'être méditées qu'elles sortent de la plume d'un professeur d'anatomie ; praticien, il est vrai, non moins distingué qu'excellent professeur. Aussi quelle différence de langage entre lui et un homme qui professait naguères la pathologie générale, Broussais, quand il s'agit d'apprécier les anciens?

« . . . . . Mais une longue constitution bilieuse, que cela est clair, et digne d'un médecin qui ne connaît en pathologie que des *espèces cadavériques !* disait Broussais dans sa polémique avec Laënnec, au sujet des constitutions médicales. Que n'a-t-il pu vérifier les *espèces cada-*

*vériques bilieuses des **Dehaën**, des **Stoll** et des **Finke**,*
d'après lesquels il a eu la condescendence d'en
juger? Mais son respect pour eux est encore porté
plus loin; car il prétend que les grands hommes
qui guérissaient les saburres avec les délayants
et des émétiques répétés; les péripneumonies,
les pleurésies et les autres maladies inflammatoires, avec les mèmes émétiques, auraient modifié leur méthode, si la constitution eut changé
brusquement, parce qu'ils auraient reconnu que
les maladies avaient changé de nature, quoiqu'elles n'eussent pas changé de nom. Pour mon
compte, je crois qu'il fait beaucoup trop d'honneur à ces habiles gens ; mais je lui demanderai,
pour mon instruction, ce qu'il entend par des
maladies inflammatoires qui sont de nature bilieuse, et qui pourraient, à la faveur d'un changement de constitution, devenir d'une nature
inflammatoire. (*Exam. des Doct. médic.*, t. II.)

Rapprochons de ce passage si dédaigneux pour
les observateurs anciens ces paroles si dignes
et si justes du docteur Cruveilhier.

« .... Que nous importe qu'à la suite des
maladies épidémiques ou sporadiques dans lesquelles on a employé avec succès telle ou telle
méthode de traitement, que nous importe, dis-je,
qu'on rencontre des rougeurs, des plaques, des
ulcérations? Devrons-nous rejeter les décou-

vertes de l'observation clinique pour nous en tenir aux sangsues et à l'eau de gomme? Vous aurez
beau nous montrer des poumons désorganisés
par d'atroces phlegmasies, nous n'en dirons pas
moins avec Baillou (*), qu'il est des pneumonies
dans lesquelles les évacuations sanguines sont
nuisibles. Nous verrons Sarcone sauver avec l'opium, et Baglivi avec le camphre, un très-grand
nombre de pneumoniques; Joseph Frank ne
perdre qu'un seul malade sur quatre-vingt quatre
affectés de pneumonie, tandis que presque tous
les malades qui avaient été saignés succombèrent; et, si je ne craignais pas de me citer après
de semblables autorités, je pourrais rapporter
les résultats de ma pratique particulière, les
suites terribles que j'ai dues à la méthode antiphlogistique dans certaines pneumonies sporadiques et surtout épidémiques, et les succès de
la méthode évacuante dans les mêmes cas. Nous
établirons donc, comme une vérité pratique,
qu'aucune recherche cadavérique ne saurait renverser, qu'il existe deux espèces d'inflammations; les inflammations vraies, où la saignée

(*) *Quærebant nùm aliud adesset remedium propter
istud solemne quod primum ducitur in pleuritide : nam
innumeri fato eripiebantur quibus secta foret vena.*

(*Ballonii Opera.*)

fait merveille, et les inflammations que l'on ap-
pellera fausses, malignes, que l'on expliquera
comme bon le semblera, et que la méthode anti-
plogistique exaspère; de même qu'il existe des
inflammations externes qui guérissent par les
émollients, et d'autres qui guérissent par les stimulants. (Cruveilhier, *Dictionnaire de médecine
et de Chirurgie pratiques*, t. 2.)

Nous sommes heureux de voir un professeur
distingué d'anatomie proclamer hautement que,
si la considération de l'organe malade est importante, celle de l'état général, de la cause essentielle, de la diathèse ne l'est pas moins, et que
la connaissance exacte de la lésion matérielle ne
suffit pas pour établir les indications thérapeutiques. L'état pathologique des organes, malgré
des identités apparentes peut, en effet, différer
fondamentalement et dépendre d'influences de
nature opposée. Ce sont ces influences survenant
à des intervalles plus ou moins éloignés qui ont
été qualifiées du nom de *constitutions médicales*;
elles impriment aux maladies une allure toute
particulière, et réclament impérieusement un
mode spécial de traitement. C'est par la considération importante des constitutions médicales que
l'illustre J.-P. Frank explique la faveur rapide que
dut obtenir la doctrine de Brown sous l'impression d'une constitution éminemment atonique.

Stoll, que l'on a tant accusé de monomanie bilieuse, reconnaissait, comme Baillou, des formes diverses d'affection dont le siége était le même, et n'admettait point, dans toutes les circonstances, un mode de traitement uniforme. Qu'on lise plutôt les réflexions qu'il fait sur les pleurésies bilioso-inflammatoires de l'année 1777.

« Il arrive quelque fois, dit-il, que, séduits par l'analogie et par le grand nombre de malades atteints dans le même temps de maladies identiques, vous prenez pour une simple fièvre bilieuse une affection qui consistait dans une grave inflammation. J'ai perdu, ajoute-t-il plus loin, un malade atteint d'une fièvre bilioso-inflammatoire, que j'aurais peut-être sauvé, si javais pratiqué un plus grand nombre de saignées, (trois furent prescrites), et si j'avais donné plus tard l'émétique. Mais les heureux résultats que j'avais obtenus de la méthode antibilieuse, m'avaient rendu moins attentif aux complications inflammatoires, ou du moins, m'avaient trompé, malgré toute mon attention ; tant il est vrai qu'il faut avoir les yeux sans cesse ouverts, et sur soi-même et sur les fausses indications qui se présentent! »

Si nous voulions, au reste, donner ici la liste des médecins de l'antiquité qui ont reconnu les modifications importantes qu'impriment aux maladies les différentes constitutions médicales dont ils savaient apprécier la valeur par rapport à la thérapeutique de ces affections, il faudrait passer en revue tous les praticiens qui, dans les siècles précédents, comme dans celui-ci, on fait le plus d'honneur à la médecine. Et à ceux qui, ne voulant pas s'affranchir de ce dédain qu'ils témoignent pour leurs dévanciers, soutiennent que ces grands hommes se sont trompés, parce qu'ils ne connaissaient pas aussi bien que les modernes les caractères anatomiques des maladies, nous répondrions par les succès éclatants qu'ils obtenaient dans leur pratique. Car qu'importent toutes les interprétations posthumes devant le fait capital, la guérison?

Au résumé donc, nous nous demanderons : Existe-t-il réellement des *constitutions médicales*, c'est-à-dire un état morbide général, une sorte de diathèse qui imprime, pendant toute sa durée, une physionomie commune à toutes les maladies regnantes, un caractère commun, un mode inflammatoire bilieux ou intermittent, par exemple? Cette question, qui est encore loin d'être résolue pour un grand nombre de médecins de nos jours, a pourtant une grande valeur thérapeutique. Ainsi un fait certain et qui ne peut être revoqué en doute par aucun des médecins qui ont exercé pendant quelque temps dans le département de la Loire-Inférieure, c'est que nous observons fréquemment des constitutions épidémiques, dans lesquelles le génie intermittent semble planer sur toutes les maladies. Les praticiens les plus distingués de notre ville sont tellement pénétrés de cette vérité qu'ils administrent souvent le sulfate de quinine dans des affections qui paraissent, au premier abord, de nature tout-à-fait inflammatoire, telles que la pneumonie, par exemple, et qui pourtant cèdent, comme par enchantement, au fébrifuge. Dans ces constitutions, en effet, l'élément intermittent se rencontre partout, soit comme cause, soit comme résultat, soit comme complication accidentelle. L'exsanguité de la langue, le sédiment briqueté des urines sont en général, dans les cas obscurs, des signes très-précieux ; mais ces signes ne sont pas constants, et il est même à remarquer qu'une langue rouge et lisse n'est pas toujours une contr'indication à l'administration du sulfate de quinine ; car quand il est bien indiqué, on la voit bientôt se ramollir et devenir humide sous l'influence du fébrifuge.

Je serais mal compris, néanmoins, si l'on inférait de ce que je viens de dire, que le quinquina convient dans toutes les pneumonies qui se manifestent lors de ces grandes influences épidémiques. Ce serait une exagération qui, certes, est bien loin de ma pensée ; car j'avouerai sans peine que l'on abuse même quelquefois alors de ce moyen héroïque, tout préocupé que l'on est de cette intoxication, de cet état morbide de l'économie déterminé par la constitution régnante. Mais ce que je prétends, ce qu'il y a de positif pour moi, c'est que ces constitutions médicales impriment aux maladies un cachet tout particulier, une essence fondamentale, si je puis dire, qui les distingue essentiellement des mêmes affections observées à l'état sporadique. Nous avons alors à traiter des fièvres pernicieuses pneumoniques, cérébrales, etc. ; ou si l'on veut, des pneumonies, des méningites accompagnées de symptômes insidieux. Et ici les indications à remplir sont de deux sortes ; les unes qui se rapportent à la lésion organique elle-même ; les autres à cette condition vitale, à cette modification du système nerveux qui est sous l'empire de la constitution médicale. Citons quelques faits à l'appui de cette opinion.

Dans le mois de septembre, nous fumes appelés à la campagne, M. le professeur Fouré et moi, auprès d'une petite fille âgée de six ans, d'une constitution délicate, et qui, la veille, avait été prise d'une fièvre dont les syptômes paraissaient assez graves. Déjà, afin de calmer les vomissements et les douleurs qu'accusait la petite malade, une application de sangsues avait été faite sur l'abdomen par le docteur Guyard, médecin à Vertou.

Voici du reste l'état que nous présenta cet enfant à notre arrivée :

La malade est couchée sur le dos; la figure est rouge, les yeux à demi fermés; la peau est brûlante, le pouls vif et serré; la langue est sèche et un peu rouge; le ventre paraît douloureux à la pression. Quand on lui adresse la parole, la malade répond d'une manière très-brève et retombe dans l'assoupissement dont la tirent seulement les questions qu'on lui adresse. On voit que la céphalalgie doit être violente, car les mains sont très-souvent portées vers le front.

Les sangsues appliquées le matin saignant encore, nous ne prescrivîmes que des fomentations émollientes sur l'abdomen et des boissons délayantes, et nous convînmes d'attendre un peu, afin d'examiner la nature de cette affection.

Revenu, le soir, sur les six heures, je trouvai l'état de la malade beaucoup plus grave. La fièvre qui avait continué tout le jour était extrêmement violente. Point de réponses aux questions adressées à la malade qui ne semblait sortir de la prostration et de l'assoupissement dans lequel elle était plongée, que pour pousser ces cris aigus appelés par M. Coindet hydrencéphaliques, et s'agiter sur son lit. Il n'y avait point eu de selles dans la journée. Le ventre n'était ni météorisé, ni sensible à la pression. La langue ne pouvait être examinée. Nous fîmes de suite. le docteur Guyard et moi, une saignée de bras. Trois décigrames de calomélas furent administrés en trois doses. On tint constamment des compresses froides sur le front, tandis que des sinapismes étaient appliqués aux extrémités.

A minuit, les symptômes n'avaient pas diminué de gravité. Il y avait des grincements de dents, toujours des cris aigus. Les paupières étaient fermées, et quand on les entr'ouvrait la pupille très-dilatée ne se resserrait pas sensiblement, même sous l'action de la lumière. Une selle assez abondante avait eu lieu dans le lit.

Trois sangsues furent alors appliquées derrière chaque oreille.

Sur les quatre heures du matin, les sangsues saignant encore, nous remarquâmes une légère amélioration qui alla croissant jusque vers les six heures. Le pouls était moins accéléré; la chaleur de la peau avait diminué; la malade put demander à boire et se plaignit de douleurs de tête.

Dans cet intervalle lucide de deux heures, elle reconnut ses parents et nous donna de grandes espérances.

Mais cette amélioration ne se soutint pas; et quand je revins avec M. Fouré, sur les neuf à dix heures du matin, les phénomènes morbides étaient tout aussi graves que la veille et nous firent craindre un épanchement au cerveau. Aussi l'état de la malade fut-il regardé comme désespéré, et cette rémission de quelques heures comme cette intermittence qui, dans la fièvre cérébrale, vient si souvent abuser le médecin.

Cependant, d'après notre désir, notre savant confrère qui possède au plus haut degré ce tact médical qui lui a si souvent procuré des succès dans les cas difficiles, ne trouva pas d'inconvénient à administrer quelques doses de sulfate de quinine, en égard surtout aux fièvres intermittentes qui régnaient dans les environs.

Nous en donnâmes cinq décigrammes en lavement, filés d'heure en heure par doses de dix centigrammes suspendus dans deux cuillerées d'infusion de pavot et le quart d'un jaune d'œuf.

La nuit suivante fut comme la précédente. La malade s'agitait par bonds sur son lit en poussant toujours des cris aigus. Les membres étaient raides, sans qu'il y eut cependant de convulsions; et tous les symptômes paraissaient tellement graves, que nous n'osions pas espérer de conserver cette pauvre enfant jusqu'au lendemain.

Cependant nous continuâmes à l'entourer de tous les soins possibles. Vésicatoires aux jambes; calomélas à l'intérieur; friction d'huile de croton à la nuque; nouvelles sangsues derrière les oreilles; compresses froides sur la tête pendant que la malade était enveloppée dans une couverture de laine trempée dans l'eau bouillante, tels furent les moyens employés pour conjurer des accidents aussi graves.

Enfin, vers les quatre ou cinq heures du matin une rémission bien franche et plus longue que la veille vint ranimer notre espoir.

Nous profitâmes de cette rémission pour continuer l'administration du sulfate de quinine.

La journée se passa mieux que nous n'eussions osé l'espérer, et l'accès suivant fut beaucoup moins long et beaucoup moins grave que les précédents.

Sous l'influence du fébrifuge, la convalescence ne tarda pas à s'établir, et quelques jours après la malade pouvait se promener dans son jardin; seulement elle conserva pendant longtemps un caractère irascible et une tristesse insolite.

Cette observation, et je pourrais en citer d'autres du même genre, si l'on n'en trouvait dans différents recueils de médecine, chez les observateurs anciens comme chez les modernes, prouve, ce me semble, qu'on ne doit pas considérer ces espèces de méningite comme des inflammations franches, ni se préoccuper entièrement de la lésion locale, sans avoir égard aux indications que l'examen des causes générales peut nous fournir.

Un de nos collègues, le docteur Mareschal, avait remarqué, l'un des premiers, dans notre ville, que, dans certaines constitutions épidémiques, les accès d'une fièvre remittente peuvent exciter périodiquement les symptômes de l'arachnitis, et que, dans ces cas, c'était toujours le même fond morbide qui, quoique se manifestant par des symptômes locaux différents, n'en exigeait pas moins le même traitement général. Il publia donc à ce sujet, dans les archives de médecine, des observations fort intéressantes, dont n'a pas tenu compte le docteur Bricheteau, mais qui n'en méritaient pas moins une sérieuse attention. Et ce qui prouve bien que l'efficacité de la médication employée par notre confrère n'était relative qu'à une constitution médicale particulière, c'est que les résultats ne furent plus aussi satisfaisants dès que l'influence épidémique devint moins caractéristique, les agents thérapeutiques ne se trouvant plus dès lors dans un rapport électif avec la situation du malade.

Pendant le règne de ces constitutions médicales on rencontre surtout des fièvres pneumoniques rémittentes; et alors les inflammations viscérales qui ne sont souvent, dans le principe, que de simples congestions symptômatiques , que des pseudo-inflammations, comme disent plusieurs observateurs, deviennent bientôt néanmoins des inflammations fixes et permanentes, si la marche de la maladie n'a pas été enrayée.

Madame Derruay, rue route de Rennes , âgée de 70 ans, est d'une constitution molle et lymphatique, mais elle jouit ordinairement d'une assez bonne santé.

Le 4 septembre, elle me fit appeler pour une toux assez forte qui la gênait beaucoup depuis quelques jours , mais surtout dans la soirée. A mon arrivée , je trouvai la respiration courte, la toux fréquente, sans expectoration ; le pouls vif et développé , la chaleur cutanée assez intense. L'auscultation ne me fit reconnaître que du râle sibilant et muqueux dans différents points du thorax.

Je pratiquai immédiatement une saignée au bras; j'ordonnai des fomentations huileuses sur la poitrine, un verre de lait d'anesse pour le soir et un jalep calmant pour la nuit.

Le lendemain, j'appris de la malade que la journée avait été assez bonne; mais que son état s'était aggravé dans l'après-midi. Ne trouvant point d'amélioration, et le sang tiré de la veille m'ayant présenté une couenne assez épaisse, je réiterai la saignée.

Le soir, madame D.. était très-bien ; la chaleur fébrile avait diminué; le pouls souple était presque sans fréquence; la respiration n'était point gênée; une expectoration facile de crachats opaques semblait annoncer la résolution de la phlegmasie. Cette amélioration avait été précédée d'une legère transpiration.

Le lendemain matin, je trouvai l'état de la malade bien

changé ; la respiration était accélérée ; l'oppression considérable; la fréquence du pouls avait beaucoup augmenté,
et la température de la peau était beaucoup plus élevée
que la veille. De plus, l'expectoration s'était supprimée,
du râle crépitant se faisait entendre dans le poumon droit,
et la toux paraissait fatiguer beaucoup la malade.

J'ettribuai cette recrudescence de l'inflammation à ce que
la malade s'était levée le matin pour aller à la garde robe,
et avait traversé, les jambes nues, et lorsqu'elle était
encore en moiteur, une pièce de son appartement pour se
rendre dans un autre. Je pratiquai une troisième saignée ;
j'ordonnai un look kermétisé et des sinapismes aux extrémités.

Le soir, amélioration bien sensible. La malade avait
vomi après avoir pris deux cuillerées de sa potion ; elle se
trouvait très-soulagée ; la peau était halitueuse, et le pouls
avait perdu beaucoup de sa fréquence. Le 7, au matin,
état tout aussi grave que la veille. La nuit avait été mauvaise ; le lait d'anesse avait passé difficilement et la malade se plaignait d'une douleur assez vive dans le côte droit
de la poitrine qui offrait de la matité dans un espace assez
circonscrit. Dans quelques endroits, on entendait un bruit
analogue au râle trachéal des mourants. La prostration et
l'assoupissement étaient portés assez loin.

Inquiet de cet état, je pensai à une fièvre insidieuse;
j'ordonnai 8 sangsues pour combattre la douleur de côté
et six décigrammes de sulfate de quinine dans une potion
anodine, à prendre par cuillerées de demi-heure en demi-
heure.

Le soir, l'état de madame D.. était beaucoup plus satisfaisant. Il y avait eu un évanouissement à la chûte des
sangsues ; mais la malade s'était trouvée notablement sou-

lagée au milieu de la journée; toute la potion fébrifuge avait été prise.

Le 8 au matin, l'amélioration continue; la malade a dormi une partie de la nuit; point de douleur de côté, râle crépitant humide; expectoration plus facile; pouls plus souple et moins fréquent; transpiration abondante. Deuxième potion avec trois décigrammes de sulfate de quinime; bouillon; crême de riz.

A compter de ce moment, tous les accidents graves cessèrent et madame Derruay se rétablit assez promptement.

Dans ces constitutions particulières, qui ne sont pas rares dans notre ville, l'élément intermittent, ai-je dit, se glisse partout; il vient entraver, compliquer, aggraver la marche des maladies et empêcher ainsi leur solution naturelle. Souvent alors les inflammations continues se compliquent de cette lésion, de ce trouble qui constituent les fièvres intermittentes, et la cause qui imprime au système nerveux ces dérangements si funestes, ne cède qu'à l'administration du quinquina. Bien plus, sous l'influence du fébrifuge les maladies en apparence inflammatoires disparaissent comme par enchantement, si les congestions sanguines viscérales n'ont été ni assez répétées, ni assez violentes pour déterminer une lésion organique; ce qui n'a rien d'étonnant, puisque la maladie dépend d'un foyer morbide existant déjà dans l'économie. Enfin, nous voyons fréquemment les maladies, vers leur déclin, se compliquer de ce trouble nerveux qui réclame l'administration du sulfate de quinime, sans lequel on ne peut obtenir une cure radicale, une guérison complète.

Les nécropsies suffiraient d'ailleurs, pour nous éclairer sur le caractère de ces affections, si le succès du quinquina ne nous prouvait pas d'une manière péremptoire, qu'il existe, dans tous ces cas, une véritable intoxication de toute l'économie. Ainsi, nous trouvons à l'autopsie cadavérique, tantôt de simples congestions pulmonaires, si le malade a succombé promptement, tantôt des preuves certaines de pneumonie, si la maladie a été un peu plus longue; mais toujours un *ramollissement remarquable de la rate et des muscles, avec un sang noir et fluide, et une décoloration particulière de tous les tissus.*

Au reste, ces observations n'ont rien de nouveau, puisqu'elles avaient déjà été faites par Morton, Torti, Huxham, Sarcone, Frank, etc., avec lesquels se sont trouvés d'accord les praticiens les plus recommandables de notre époque. Aussi, quand il s'agit de se prononcer sur la valeur d'une médication employée par ces illustres dévanciers, rappelons-nous combien il est important d'examiner toutes les circonstances, de tenir compte de toutes les causes qui peuvent faire naître des phénomènes pathologiques particuliers et susciter des indications. C'est bien souvent, en effet, faute de savoir saisir les indications et les contr'indications que nous éprouvons de si grands mécomptes dans l'action des médicaments. Sans doute, le médicament aura bien toujours les mêmes propriétés, mais les conditions qui avaient présidé à son heureux emploi, ne seront plus les mêmes, mais les dispositions organiques du sujet seront changées ; car n'oublions pas que, pour réussir, les médicaments ont besoin de trouver un organisme sensible à leur action, ce que l'on n'obtient quelquefois qu'en le modifiant, c'est-à-dire, en faisant disparaître quelques épiphénomènes qui viennent compliquer la maladie, en s'associant à elle, soit comme symptôme, soit comme élément séparable. Ainsi, M. Récamier rend quelquefois l'organisme sensible aux affusions fraîches en faisant prendre auparavant au malade quelques cuillerées de café, ou quelques grains de musc.

C'est donc en tenant un compte exact de toutes les circonstances appréciables que nous saurons qu'il est des pneumonies qui réclament, les unes l'opium et le sulfate de quinine, les autres le tartre stibié, et que nous ne rejeterons point l'un ou l'autre de ces agents thérapeutiques parce que dans quelques cas, ou même dans

un grand nombre, ils se seront montrés, non
seulement impuissants, mais même dangereux.
Qu'importe, en effet, que le tartre stibié ait
échoué cent fois s'il a réussi aussi souvent? Mais
ce qui importe bien davantage, c'est de savoir
dans quels cas il a guéri, et comment il a guéri ;
C'est-à-dire, quelles ont été les conditions et les
circonstances de la guérison; ce qui importe,
c'est en un mot, car on ne saurait trop le répéter, de savoir saisir les indications et les contre-
indications d'un agent thérapeutique, de les concevoir parfaitement, de les varier, de n'en négliger aucune.

Et, grâce à ce point de vue compréhensive de
la science, nous ne rirons plus de ce respect
qu'inspirent à quelques médecins les ouvrages
immortels des Baillou, des Baglivi, des Stoll, des
Dehaën ; nous n'étudierons pas la nature avec
des principes arrêtés d'avance ; nous n'établirons point des lois générales trop souvent dictées
par l'intérêt des systèmes ; et loin de chercher à
porter la hache destructive sur cet arbre antique
et majestueux qui doit son origine à un génie
immortel et dont les différents rameaux se sont
successivement développés pendant vingt-deux
siècles, nous nous persuaderons bientôt qu'il
renferme le germe de toute vérité nouvelle, et
que ce germe ne croîtra et ne portera des fruits

pour la postérité qu'autant qu'on ne s'efforcera
pas de le détacher de son tronc qui lui fournit
toute sa sève et toute sa vigueur.

FIN.

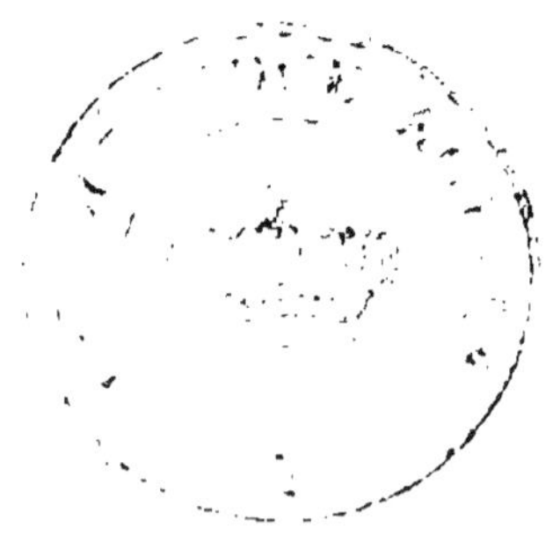

TABLE DES MATIÈRES.

PREMIER MÉMOIRE.

22

(342)

SECOND MÉMOIRE.

TROISIÈME MÉMOIRE.

FIN DE LA TABLE.